骨健康必听必看

总主编

董 健

U0220040

腰突症
那些事儿

李熙雷 周 健 编著

上海科学技术出版社

图书在版编目（ＣＩＰ）数据

腰突症那些事儿 / 李熙雷等编著. -- 上海 ： 上海
科学技术出版社，2020.8（2024.1重印）
（骨健康必听必看 / 董健总主编）
ISBN 978-7-5478-4904-0

Ⅰ．①腰… Ⅱ．①李… Ⅲ．①腰椎－椎间盘突出－防
治 Ⅳ．①R681.5

中国版本图书馆CIP数据核字(2020)第067636号

腰突症那些事儿
（骨健康必听必看）
董　健　总主编
李熙雷　周　健　编著

上海世纪出版(集团)有限公司
上海科学技术出版社　出版、发行
（上海市闵行区号景路 159 弄 A 座 9F - 10F）
邮政编码 201101　www.sstp.cn
苏州工业园区美柯乐制版印务有限责任公司印刷
开本 787×1092　1/16　印张 10.25
字数 130 千字
2020 年 8 月第 1 版　2024 年 1 月第 2 次印刷
ISBN 978 - 7 - 5478 - 4904 - 0/R · 2074
定价：48.00 元

编委会

总序

随着互联网日新月异的发展，大众很容易获取所需信息，但各种不正确的信息充斥着网络和传媒，医疗保健知识更是首当其冲。如何将正确的知识以通俗易懂的方式传送给大众，是我们医务工作者必须承担的责任。

本套丛书编者在长期临床工作中发现，久坐、伏案、长时间使用电脑及手机等不良习惯，导致腰突症、颈椎病等以往认为的"老年病"呈年轻化的趋势。与此同时，随着老龄化社会的到来，老年性骨科疾病的患者人数也在不断上升，不同程度地困扰着老年人，如骨关节病、骨质疏松症等，严重影响老年人的生活质量，给家庭和社会造成沉重的负担。这些疾病的治疗和康复需要大众有正确的生活习惯和工作方式，根据疾病的不同阶段，患者也需要针对性的康复和保养建议。

对于任何疾病，预防胜过各种灵丹妙药，骨科疾病也如此，大众若能懂得一些相关知识并在日常生活中加以注意，就可以大大降低各类疾病的发生率，这也是我们十几年来坚持科普的初衷。而医务人员限于临床工作的繁忙，在门诊和住院的有限时间内，无法向患者及家属详细解说。我们感到很有必要从理论上全面、系统地解释清楚骨骼疾病的来龙去脉。因此，我们编写了"骨健康必听必看"丛书，患者及家属就医前通过阅读本系列丛书就能了解疾病的一些基本知识；而住院患者在治疗的闲暇时间也可阅读此书，配合治疗。患者可以有针对性地咨询，医生也可以有的放矢地解释，弥补了外科医生在门诊出诊及住院手术中普遍存在因时间紧张无法做到详细解释的缺憾。

复旦大学附属中山医院是蔡元培先生倡议,第一家为纪念孙中山先生并以之命名的、中国人创办的综合性大医院。在砥砺前行的八十余年里,中山医院始终秉承"严谨、求实、团结、奉献"的院训,坚持"一切为了病人"的中山精神,遵循建院先贤"注重平民,普及卫生教育"的倡议。不仅致力于治病救人,而且不遗余力地对社会进行卫生科普教育,科普工作始终走在全国大型公立医院的前列。中山医院骨科也历来就有重视科普的传统,我们在十余年前陆续编写了《专家解答腰椎间盘突出症》《专家诊治腰椎间盘突出症》和《细说腰椎退行性疾病》,以理论丰富、内容实用受到广大读者朋友的欢迎,成为许多患者床边的康复指导书,至今已重印20余次,发行10余万册,并以此为基础获得2014年国家科技进步奖二等奖,被国家相关权威机构推荐。

2018年12月,作为大型公立医院的学科团队,在近年国家加快推进健康中国建设的背景下,我们与时俱进,牵头联合复旦大学各个附属医院及新闻学院、公共卫生学院成立了国内首家医学科普研究所——复旦大学医学科普研究所,打造了多学科、多领域、系统、全面的专业医学科普平台。医学科普研究所成立后,我们国家科技进步奖获奖团队精心编撰拍摄了颈椎、腰椎及关节系列健身操视频,这些视频先后被央视新闻、人民日报、新华社等权威媒体推荐,在网络上的播放量已达数千万,获得了很好的社会反响。另外,每年医院内的"中山健康促进大讲堂"科普讲座,骨科举办近30场讲座,为全院最多,时间跨度长达半年。我们把相关视频加以整理,作为丛书配套视频的一部分,让读者在看书的同时,增加获取知识的途径。

这套丛书由复旦大学附属中山医院骨科长期从事临床工作的一线医生编写完成,编者对患者的需求和困扰的问题有着最直接的了解和体会,保证了内容的实用性;作为全国知名的三甲医院副主任医师或医学博士以上人员,他们都有留学深造学习的经历,始终走在专业发展的前沿,从而能保证内容的权威性、先进性;丛书设计的问题多为患者提出的,我们结合临床实践,内容上层层深入,涵盖疾病的病因、病理、临床表现、诊断到治疗和自我预防,重点介绍了目前医学界对这些疾病的最新认识、最新诊断、治疗技术和康复预防方法,希望不但能"治已病",还能"治未病"。本系列丛书适合不同年龄及层次的人群,也适合医学生、低年资医生和基层医务工作者阅读。

国家卫生健康委员会有突出贡献中青年专家
上海市科技精英,上海市领军人才
复旦大学医学科普研究所所长
复旦大学附属中山医院骨科主任,脊柱外科主任
二级教授,主任医师,博士生导师
董 健
2020 年 6 月

前言

■
■
■
■

腰椎间盘突出症（老百姓俗称腰突症）是骨科常见病，其前期症状——腰痛的发生率仅次于感冒，人群中发病率高达 18％，且呈年轻化趋势，门诊甚至可见中学生患者，成为严重影响现代人健康和生活质量的重要疾病之一。现代医学认识到，腰突症的发生、发展和不良的生活习惯息息相关，是一种生活方式病，主要的预防和保养康复需要在院外施行，因此对于腰突症，针对大众的科普尤为重要。

我们以大众在日常生活中的困惑和迫切想知道的问题为写作导向，向广大读者科普腰突症防治的规律、注意事项和新的进展，纠正普通大众对腰突症认识的误解。考虑到近年微创技术的迅速发展，故我们也做了相关手术内容的介绍，以及术后保健、日常保健等读者十分想了解的内容，除此之外，我们还介绍了一些临床上非常重要的检查方法。

复旦大学附属中山医院骨科历来就有重视科普的传统，每年院内时间跨度长达半年的"中山健康促进大讲堂"科普讲座，骨科包揽近 30 场，我们把这些骨科科普讲座中有关腰突症的录像整理后作为本书的一部分，让阅读困难的老年人方便观看学习。同时，作为因腰突症科普工作的突出成就获得了国家科技进步二等奖的编者团队，精心编撰拍摄的中青年、老年、术后康复系列腰椎健身操视频也包含在书中，读者可以边看书边看视频，更有利于内容理解。

本书反映了我们20多年的临床经验和取得的许多国家级研究成果,并广泛吸取了国际上先进经验。我们希望能借助科普书籍这一载体,和读者共同分享我们在腰突症诊疗、防治等各方面的经验,以及现代医学对这一疾病认识和处理的新进展、新理念、新方法。本书编写者均为临床副主任医师或医学博士以上人员,多有留学进修学习的经历,保证了本书内容的权威性、科学性和先进性。由于医生们工作繁忙,本书为大家利用业余时间总结编写而成,必有不足与疏漏之处,还请各位读者及同仁指正。

复旦大学附属中山医院骨科

董 健 主任医师

李熙雷 主任医师

周 健 副主任医师

2020年6月

目录

■
■
■
■

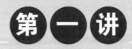

第一讲

了解症状

腰突症不光是腰腿痛

腰腿痛是腰突症的最主要症状

▪
▪
▪

▶ **1. 为什么腰椎间盘突出症会引起腰腿痛**

腰椎间盘突出症（简称腰突症）引起腰腿痛的原因一般有以下 3 个方面。

（1）机械压迫机制：突出的椎间盘对神经根、马尾神经、硬脊膜等产生压迫，使其静脉回流受阻，毛细血管血流减少，影响神经根的营养，进一步增加水肿，从而增加了神经根对疼痛的敏感性，这是引起腰腿痛的主要原因。但随着研究的深入，已发现这一观念并不能解释所有临床表现。很多情况下，腰突症的临床症状并不与压迫的程度成正比。临床上，有些患者在影像学资料上可见椎间盘突出严重、压迫明显，但临床症状轻微。大量研究表明，椎间盘的机械压迫并不是腰腿痛的唯一原因。

（2）炎性反应机制：在手术中常可发现神经根炎性充血水肿。原因在于破裂的椎间盘会释放许多化学刺激性物质，导致受累的神经根或脊神经节发生炎症反应。此时神经根对疼痛敏感度增加，即使没有突出髓核的直接压迫，也会出现腰腿痛的症状。

（3）神经体液机制：生物化学物质和神经肽在疼痛感受中起着重要作用。背根神经节是机体内多种神经肽的制造场所和输送站，椎间盘纤维环、后纵韧带、关节囊部位富含神经肽。损伤时神经肽类物质释放，可直接刺激周围的感受器引发疼痛。

▶ 2. 什么是根性痛

沿着神经根分布区域放射的疼痛称为根性痛,产生原因是椎管或根管处病变压迫或刺激局部脊神经根。主要表现有:椎旁压痛较明显;脊神经根所支配的感觉、运动及神经反射视节段不同均有明确的定位特征,尤其以感觉异常区域及反射障碍最重要;咳嗽、屏气等增加腹压的动作会加剧疼痛。

例如第 5 腰椎、第 1 骶椎椎间盘突出患者,第 1 骶神经根受压迫,出现的症状有:第 5 腰椎、第 1 骶椎椎间隙棘突旁压痛;小腿下 1/3 后外侧、外踝和足的外侧,包括外侧 3 个足趾感觉异常;小腿三头肌、趾屈肌萎缩、无力;跟腱反射可减弱或消失;咳嗽、屏气等增加腹压的动作会加重疼痛等。

▶ 3. 腰突症一定会有腰痛吗

腰痛是大多数腰突症患者最先出现的症状,发生率约为 91%。少数患者只有腿痛而无腰痛,还有一些患者先出现腰痛,一段时间后出现腿痛,同时腰痛自行减轻或消失,来就诊时仅主诉腿痛。不同的人腰痛的程度差异很大,症状轻者可以坚持继续工作,但不能从事重体力劳动,症状严重者疼痛剧烈,不

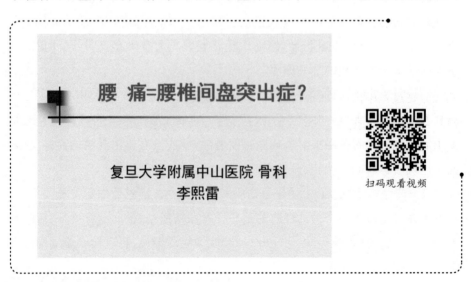

腰 痛=腰椎间盘突出症?

复旦大学附属中山医院 骨科
李熙雷

扫码观看视频

能翻身,呈强迫体位,口服消炎药、止痛药都无效,甚至需要注射止痛针剂或输液治疗。

腰痛多为刺痛,常伴有麻木、酸胀的感觉,主要是由于椎间盘外面环绕的纤维环外层及后纵韧带受到突出髓核的刺激,经窦椎神经而产生的下腰部疼痛感觉,疼痛有时可以累及腰骶部。

▶ 4. 腰腿痛和活动以及体位有什么关系

腰腿痛在外伤、劳累和受寒后容易发作,每次持续 2～3 周,会逐渐缓解。在发作时卧床休息,疼痛往往会减轻。从事重体力劳动,尤其是反复弯腰活动者,容易发生腰腿痛。缺乏锻炼的人腰背肌力量差,即使偶尔弯腰抬重物或腰部扭伤,也易诱发腰腿痛。

轻度腰腿痛患者的日常工作活动可以没有明显的影响;症状较严重者或卧床不能活动,或被迫侧卧位或俯卧位,甚至屈髋、屈膝跪位,采用其他体位则疼痛难忍。这是因为突出的髓核和神经根之间的位置关系不同,患者采取不同姿势,力求使神经根远离突出的髓核,以减轻疼痛。如髓核完全脱入椎管,严重压迫神经根,则疼痛为持续性,任何体位可能都难以缓解疼痛。

任何使腹压增加的因素如咳嗽、用力排便排尿、大笑、打喷嚏、抬举重物等,都容易诱发腰腿痛,或使已发生的腰腿痛加重。其机制在于腹内压的增加会增加椎管内脑脊液的压力,刺激本已因受压或炎症敏感的神经根,出现或加重腰腿痛的症状。这种关系对于腰椎间盘突出症的诊断是很重要的。个别孕妇在分娩过程中由于腹压突然明显增加而诱发急性腰椎间盘突出症。对于腰椎间盘突出症患者,应尽量采取措施,减少由于腹压增加而引起腹内和脑脊液压力升高的情况。如患者有排便困难,可口服具有软化粪便功效的药物,患有前列腺增生导致排尿困难,则到相应专科进行对症治疗。

这些脊柱异常可能由腰突症引起

■
■
■
■

▶ **5. 腰椎间盘突出会不会引起颈部不适**

部分腰椎间盘突出症患者会出现颈部、枕部、双肩、胸部和上肢的感觉异常和疼痛，其实，这些患者很有可能合并有颈椎间盘突出症等疾病，临床上称为颈腰综合征。两者在发病机制方面有许多相同的因素，而且症状可相互干扰，常会造成漏诊和误诊，因此，需要对伴有颈部不适的腰椎间盘突出症患者提高警惕，完善相应检查，及时诊断和处理。

▶ **6. 为什么有的腰突症患者会有脊柱活动受限**

腰部正常的运动范围大致为前屈 90 度，后伸 30 度；左右侧屈各为 20～30 度；左右旋转各为 30 度。老年人或很少参加体育活动的人活动范围可能会小些。腰突症患者腰椎的前屈后伸活动与椎间盘突出的程度密切相关。

如纤维环未完全破裂，腰椎取前屈位置，后伸受限，原因在于腰椎前屈时，椎弓板间的黄韧带紧张，增加了椎管容积和椎间隙后方空间，相应的后纵韧带紧张度增加，使突出的髓核部分还纳，从而减轻了神经根压迫的症状。同时腰椎前屈使骨盆向后旋转，松弛了坐骨神经的紧张度，也会缓解坐骨神经痛。而当腰部后伸时,髓核突出增大,且黄韧带皱褶向前突出,造成前后挤压神经根而引起疼痛,因此后伸活动范围受限制。

如果纤维环完全破裂,腰椎后伸受限的同时腰椎前屈也会受限,主要是因为腰椎前屈时,椎间盘前部受到挤压,后侧间隙加宽,促使更多的髓核组织从破裂的纤维环向后移动,使突出物的张力加大,同时髓核上移,牵拉神经根而引起疼痛。

▶ 7. 腰突症患者为什么会发生脊柱侧凸

腰突症患者为减轻疼痛所采取的姿势性代偿会导致脊柱侧凸畸形。表现为在背部触摸正中位置的棘突可以发现棘突偏歪。腰椎侧凸有一定的辅助诊断价值,但这并不是腰椎间盘突出症的特有体征,约50%的正常人也有脊柱棘突偏歪。脊柱侧凸主要出现在第4腰椎、第5腰椎椎间盘突出,而第5腰椎、第1骶椎椎间盘突出侧凸一般不明显,这是因为第5腰椎横突与髂嵴、髂骨翼和骶骨相连,限制了第5腰椎侧凸的范围。

发生脊柱侧凸的主要机制是通过腰椎向患侧或健侧侧凸,使患侧神经根远离突出的髓核,减轻神经根的张力,从而缓解疼痛。侧凸的方向与椎间盘突出和所压迫的神经根的位置关系密切。此外,棘肌痉挛,将腰椎固定在强迫体位,限制腰椎活动以减轻神经根的张力也起到一定的作用。

▶ 8. 为什么同侧的椎间盘突出,脊柱畸形的方向不一样

脊柱畸形的方向取决于突出的髓核和神经根之间的位置关系。如果突出的髓核位于神经根内侧(根腋型),上身向患侧弯曲,腰椎凸向健侧,使受压的神经根远离突出的髓核,减轻神经根的压力;如果突出的髓核位于神经根外侧(根肩型),上身向健侧弯曲,腰椎凸向患侧,可使受压的神经根松弛,缓解疼痛。如果神经根与脱出的髓核已有粘连,则无论腰椎凸向何侧都不能缓解疼痛。

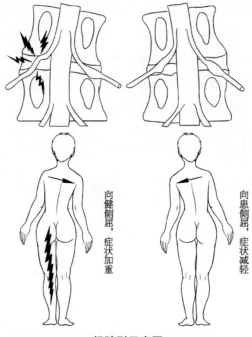

向健侧屈，症状加重

向患侧屈，症状减轻

根腋型示意图

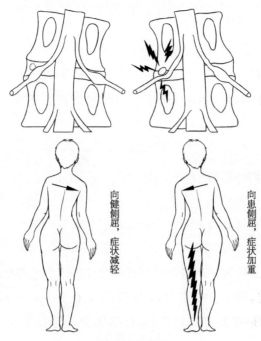

向健侧屈，症状减轻

向患侧屈，症状加重

根肩型示意图

下肢异常表现也要引起重视

▪
▪
▪

▶ 9. 什么是坐骨神经痛

　　腰椎间盘突出多发生于第 4 腰椎、第 5 腰椎和第 5 腰椎、第 1 骶椎之间的椎间盘,坐骨神经的主要组成部分恰好是第 4 腰神经根、第 5 腰神经根和第 1 骶神经根,因此,临床上腰突症患者多伴有坐骨神经痛。

　　坐骨神经痛指的是沿着坐骨神经及其分支所支配区域的疼痛,常为逐渐发生,开始呈钝痛并逐渐加重。疼痛多呈放射性下肢痛,典型表现为沿臀部、大腿后侧、小腿外侧直到足跟部或足背,多发生在腰痛出现后。除中央型突出常可引起双侧坐骨神经痛外,大部分腰突症患者的坐骨神经痛多为单侧性。早期为痛觉过敏,严重时出现感觉迟钝或麻木。在腹压增加,如咳嗽、打喷嚏和大小便时,会加重刺激神经根,常可使疼痛加剧。

▶ 10. 腰突症患者为何会有下肢抽搐或麻木

　　腰椎间盘突出症患者在白天有时会发生肌肉痉挛,常出现在肌肉收缩之后,发生频率不定,可一日数次,亦可间歇数天后发作。这种肌肉痉挛多发生于神经根长期受压后,其原因可能是神经外膜或神经束间纤维化使神经根的感觉纤维应激阈值增高所致。

在腰突症患者中,有一部分不会出现下肢疼痛,而仅出现下肢的麻木感,这多数是由椎间盘组织压迫神经的本体感觉和触觉纤维引起的。

腰突症患者通常为一侧下肢出现症状,但少数患者可出现双侧下肢的症状。一般在以下3种情况时出现双侧下肢症状:① 同节段的中央型椎间盘突出;② 不同节段不同侧的椎间盘突出;③ 椎间盘突出先压迫一侧神经根,然后再移位压迫另外一侧的神经根。

▶ 11. 腰突症与中风引起的下肢感觉异常怎样区别

许多患者对脑卒中(中风)比较恐惧,一旦发现一侧下肢的感觉活动障碍,就怀疑自己是不是中风了。其实,腰突症的下肢感觉活动障碍主要表现为一侧或双侧下肢的疼痛、麻木及力量减退,而中风引起的肢体异常常表现为一侧肢体感觉活动障碍,包括上肢和下肢,都出现无力和肌张力的增高。只出现下肢异常而不出现上肢异常的中风者非常罕见,即使有,那也可能只是起病早期的一段短暂的发展过程,随后便进展为一侧肢体的偏瘫。

▶ 12. 为什么有的腰突症患者双下肢粗细不同

腰椎间盘突出压迫神经根造成损伤,神经根属于下运动神经元。下运动神经元损害均会伴有失神经营养的肌肉萎缩。因此,神经根损伤会发生神经根支配区域的下肢肌肉病变,主要表现为肌肉萎缩、肌力减退。肌肉萎缩会出现双下肢粗细不同,因而双下肢粗细不同是神经根受损害的一种表现。例如第5腰椎、第1骶椎椎间盘突出,压迫第1骶神经根,导致其所支配的小腿三头肌肌肉萎缩,使患者双侧小腿粗细不同。此外,患者由于疼痛,行走或站立时很自然地将更多的负重移向健侧肢体,导致患侧肢体活动减少,肌肉发生废用性萎缩也是原因之一。

肌肉萎缩早期可能不甚明显,目测常难以察觉。准确的方法是用带尺在双侧相同部位测量,还可以将测定的数据记录下来以备日后随访比较。在经过对腰椎间盘突出症的正规治疗后,若神经压迫被解除,肌肉萎缩通过肌肉康复训练可能会逐渐获得一定程度的恢复。

▶ 13. 腰突症患者为什么会有下肢和会阴感觉异常

腰突症患者出现下肢和会阴感觉异常是由于马尾神经受压迫所致。感觉异常多为感觉减退,范围较广泛,常累及臀部、大腿外侧、小腿和足部。如发生在会阴部和肛门附近,医学上称为鞍区的区域感觉减退或消失。若突出压迫一侧马尾神经,感觉异常会偏向一侧,而严重情况下双侧肢体和会阴区域都可以出现症状。临床上需要与椎管内肿瘤相鉴别,因为肿瘤也可以压迫马尾神经产生上述症状,必要时应做磁共振(MRI)检查以明确诊断。马尾神经受压后果严重,一旦确诊,应尽早手术解除神经压迫。

▶ 14. 为什么腰突症患者会感觉患肢发凉

几乎所有的椎间盘突出症患者会感觉患侧肢体发凉。临床实验发现,患侧肢体基础皮温低于未受累肢体的皮温,因此又称为冷性坐骨神经痛。这是由于当患者有腰椎间盘突出时,椎旁的交感神经纤维受到刺激,反射性地引起下肢血管的收缩所致,并且与神经根受压程度相关。临床患者主诉肢体发凉,经治疗后症状可明显好转或消失。

▶ 15. 为什么腰突症患者会感觉患肢肿胀

腰突症患者常感觉患肢肿胀较明显,事实上腰椎间盘突出本身并不会导致下肢肿胀,但是由于腰椎间盘突出引起相应感觉神经受到损伤,患者有时候会有受影响区域麻木、肿胀的感觉,实际上并不一定是真正的肿胀。还有一部分患者的肿胀可能是由于疼痛等其他原因导致活动减少,或长期将患肢保持在一个自己感觉较舒服的位置,导致静脉回流不畅而引起。

总体来说,没有其他原因的情况下,腰突症患者不会单纯出现明显的下肢肿胀,如果患者发现下肢肿胀非常明显但是没有腰背痛、下肢痛、间歇性跛行等其他症状时,应当及时至医院就诊,以排除其他引起肿胀的全身性疾病如肾病、肝病、心脏病和风湿性疾病等。

▶ 16. 大腿外侧麻木、疼痛的原因有哪些

有些腰突症患者仅有大腿前外侧部位麻木、疼痛、酸胀和烧灼等症状,而不一定伴有腰部疼痛,这是什么原因呢?

支配大腿前外侧皮肤的神经称为股外侧皮神经。当致病原因影响了该神经,就会出现该神经支配的大腿前外侧麻木、疼痛等不适,医学上称为股外侧皮神经炎或感觉异常性股痛。

引起这种病的原因很多,而且往往较为隐匿,不易被人们注意和发现。除腰椎间盘突出刺激神经根而发病外,受凉、感冒、糖尿病、嗜烟酒等都可引起该神经的损伤。在髂前上棘附近和通过腹股沟韧带与大腿阔筋膜处,该神经可由于外伤后局部组织的纤维化和挛缩而受到直接压迫,从而发病。患者除大腿前外侧麻木、疼痛等表现外,可有腰背疼痛、腿部无力等症状。疼痛以刺痛或灼痛、酸痛为多,时重时轻或间断发作。腰部旋转,站立、行走,腰部受寒及皮带过紧等因素常易引起发作,而卧床、热敷则可使症状减轻。在髂前上棘的内侧或下方可有明显压痛,或摸到条索状物,揉之滚动、疼痛。在大腿前外侧有形状、大小不一的感觉减退区。

本病的防治首先应找到病因而采取相应的治疗措施。用理疗、按摩、封闭等治疗方法也会取得良好效果。只有个别病例需行阔筋膜下神经切断术。

这些异常也可能是腰突症的表现

▶ **17. 为什么下腹痛也可能是腰突症引起的**

腰突症也会引起下腹痛，这一点让很多患者都感到难以理解。临床上确实有一小部分腰突症患者会出现下腹部或腹股沟区疼痛。主要原因是由于高位腰椎间盘突出时，压迫了腰丛的第1、第2、第3腰神经根而出现这些神经所支配区域的疼痛。另外，有些患者的下腹痛是由于突出的椎间盘组织刺激了脊神经脊膜支中的交感神经纤维而引起。

▶ **18. 腰突症患者为什么会出现跛行**

腰突症导致的跛行多为间歇性，即行走一段路后出现下肢疼痛、无力，弯腰或蹲下休息后症状可缓解，然后又能继续行走。随着时间的推移，症状逐渐加重，出现上述症状之前的站立时间或者行走距离逐渐缩短，行走距离越短，病情越重。

间歇性跛行本是腰椎管狭窄症的主要特征，由于腰椎间盘突出本身也会导致椎管狭窄，加之部分腰椎间盘突出症后期，由于椎体关节突处出现增生的骨赘，继发腰椎管狭窄症。两者是单独的两种疾病，却可以相伴发生，而且伴发比例相当高，这也是人们易将两者混淆的原因。在两病同时发生时，可同时出现两者的症状及体征。因此在出现间歇性跛行的症状后，需考虑是否有合并腰椎管狭窄症的可能。

腰突症本身使椎管容积减小，且常伴有腰椎管狭窄症。狭窄程度较轻时不会对神经压迫，因而不会出现间歇性跛行。当疾病进展，椎管狭窄到接近压迫神经根和马尾神经的临界状态，步行时腰部伸直，椎管容积减少，狭窄处硬膜囊内压力逐渐升高，加之步行时椎管内静脉丛回流受阻，静脉淤血，进一步减小椎管容积，刺激已有炎症的神经根和马尾神经，从而出现麻木、疼痛、无力等症状。弯腰下蹲时椎管内容积增加，狭窄处硬膜囊内压力回落，静脉回流恢复，症状随之缓解。行走时出现上述症状，休息时症状再缓解，如此反复，交替出现，形成了间歇性跛行。

▶ 19. 为什么跛行的患者却能正常地骑自行车

人在直立行走时，腰部为伸直位，甚至过伸位，此时椎管容积较弯腰位时明显减少。而骑自行车时呈弯腰位，即腰椎后凸。腰椎后凸会使椎弓板间的黄韧带紧张，相应的，后纵韧带紧张度增加，增大了椎管的容积，缓解了椎管狭窄对神经的压迫。同时腰椎后凸也使骨盆向后旋转，松弛了坐骨神经的紧张度，有助于减轻症状。因此，走路跛行的患者可以正常骑自行车。

▶ 20. 为什么有的腰突症患者会有大小便异常和性功能障碍

中央型腰突症患者椎间盘突出巨大时，从后正中突向椎管，压迫突出平面以下的马尾神经，并且可以引发脑脊液循环受阻，出现神经水肿、充血，会进一步加重对马尾神经的卡压。由于后纵韧带很坚强，所以很少有真正从后正中方向突出的情况，多数是偏一侧突出，产生一侧的根性下肢痛和会阴区感觉减弱；若突出进一步移向正中，则会引起双侧病变。马尾神经控制排便功能和性功能，受压迫以后这些功能就会发生异常。大、小便异常可以表现为排便、排尿无力，其中大便异常以便秘、排便不能控制多见，小便异常多表现为尿潴留，甚至是充溢性尿失禁。性功能障碍以勃起功能障碍最多见，偶有持续性阴茎勃起。这些是马尾神经压迫综合征的表现，一旦发生，需尽快手术治疗。

▶ 21. 腰突症会导致截瘫吗

截瘫是指由于各种不同的致病因素引起脊髓结构、功能的损害，造成损伤平面以下运动、感觉、自主神经功能的障碍。通俗来说，截瘫就是双下肢瘫痪，不能活动，同时有肢体感觉障碍，还会有程度不同的大、小便功能和性功能障碍。

脊髓能把大脑发布的运动指令、信息传导到四肢躯干肌肉，引发肌肉的运动。如果脊髓受到损伤，这种传导功能丧失，四肢和躯干的肌肉就接收不到大脑发出的运动指令和信息，从而无法随意运动。脊髓还负责把肢体的浅表感觉和深部感觉传导到脑，脊髓受损时，这种感觉传导的功能也随之丧失，因此会同时出现肢体感觉障碍。脊髓还能调节排尿、排便和性功能活动，这些均是由位于腰、骶部脊髓的反射中枢负责进行调节。因此，当腰、骶部脊髓受到损伤时，就会出现排尿、排便功能障碍以及性功能障碍。

根据病情的轻重程度不同，可将截瘫分为完全性截瘫和不完全性截瘫。截瘫常由交通事故、工伤事故、运动创伤、枪伤等外伤损伤脊髓引起。腰椎间盘突出一般压迫的是神经根，因此，由于腰突症导致截瘫少见。少数情况下，中央型的腰突症髓核突出巨大，尤其髓核急性脱入椎管，压迫到椎管内的脊髓，可以导致脊髓损伤，大多数为不完全性截瘫。这是急诊手术的指征，一旦确诊，应尽早进行手术治疗。若脊髓受压迫时间过长，发生不可逆改变，即使解除压迫，恢复的效果也大多不理想。

知 晓 病 因

为什么会得腰突症

你需要知道的腰椎结构和功能

▶ **22. 腰椎的结构与功能**

脊柱是人体的中轴,由颈椎、胸椎、腰椎、骶椎和尾椎组成。腰椎位于脊柱的中下段,上连胸椎,下连骶椎,共包括5个外形基本相同的腰椎骨。腰椎骨的结构从外形上可分为前方短圆柱状的椎体和后方板状的椎弓,相邻椎骨间通过椎间盘、韧带和关节突关节相联结。

椎体是脊柱负重的主要部分,腰椎较颈椎和胸椎大而厚,椎体内部充满松质骨,表面为薄薄一层的密质骨。腰椎的正面观可见5个腰椎骨的椎体从上向下逐渐增大,与负重增加有关。椎体上下表面粗糙,通过椎间盘与相邻椎体联结;椎体后缘微凹陷,与椎弓共同构成椎孔。

椎弓是椎体后方的弓形骨板。其联结椎体的那一部分较细,称椎弓根;椎弓根上、下缘各有一切迹,称椎上、下切迹。上位椎骨的下切迹和下位椎骨的上切迹共同围成椎间孔,其内有

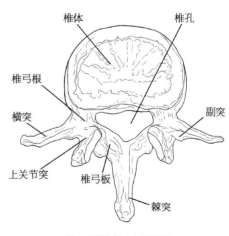

第二腰椎骨(上面观)

脊神经和血管通过。两侧的椎弓根向后内走行逐渐变厚变宽,最后汇合于后正中线形成椎弓板。椎弓上发出1对横突和1个棘突,均为肌肉和韧带的附着点;另在两侧向上和向下发出2对关节突,与相邻椎骨的对应结构构成关节突关节,联结各个椎骨。

相邻椎孔贯通,构成椎管容纳脊髓和脊神经根,腰椎的椎孔为近似卵圆形,容积较大,但在身患各种疾病如腰突症时,可导致容积减少压迫内部脊髓和神经根。

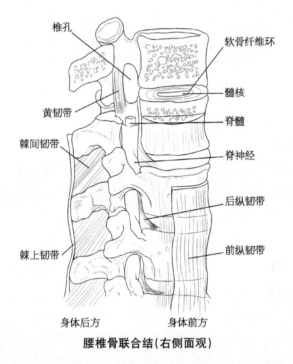

腰椎骨联合结(右侧面观)

脊柱的每个部分在生理功能上都有其不可或缺的侧重点。腰椎的灵活性不如颈椎,稳定性不如胸椎,其主要功能为以下几点。

(1)负重:腰椎是人体中部联结胸廓和骨盆的唯一骨性结构,上身的重量都经过腰椎的传递后,经骨盆传到下肢。因此,腰椎是各段脊柱中负重最大的部位,不仅仅维持体重,还能完成各种体力劳动。

(2)缓冲震荡:腰椎具有生理性前凸,类似1根弹簧;同时配合椎间盘的"弹簧垫"作用,能有效地缓冲从下肢传导而来的震荡,保护头颅和椎管内的脊

骨健康必听必看:腰突症那些事儿

髓免受损伤。这一作用在跳跃和剧烈运动时,尤显重要。

（3）维持姿势：脊柱上连头颅,上肢通过胸廓和肩胛骨与胸椎相连,下肢通过骨盆与骶椎相连。人体能完成各种复杂姿势的动作,而且即使在负重情况下同时还保持良好的平衡,腰椎的局部平衡调节作用非常重要。如搬运工人一侧上肢负重50多千克仍能保持平衡。

（4）保护功能：腰椎不仅仅保护腰段脊髓和神经,还和腹部肌肉和骨盆协同保护腹腔和盆腔内脏器。

▶ 23. 椎间盘的不同结构都有哪些功能

椎间盘由软骨板、纤维环和髓核3部分组成。

软骨板由透明软骨构成,覆盖于椎体上、下面骺环中间的骨面,平均厚度约为1毫米,有许多微孔,是髓核营养、水分和代谢产物的通路。成人的软骨板为无血管、无神经的组织,损伤时不产生疼痛,也不能自行修复。软骨板和纤维环一起将胶状的髓核密封。

纤维环由含胶原纤维束的纤维软骨构成,位于髓核的四周,其周边纤维附着于上、下椎体的边缘,中层纤维附着在上、下椎体的骺环,内层纤维附着于软骨板。纤维环为较坚实的组织,其前侧及两侧较厚,后侧较薄;纤维环的前部有强大的前纵韧带加强,后侧有后纵韧带,但后纵韧带相对较薄且窄,在受力较大时,髓核易向后外方或后方突出。

髓核位于中央,为纤维环和软骨板所包绕,是一种柔软而富有弹性的胶状物质,含有糖胺聚糖蛋白复合体、硫酸软骨素和大量的水分。髓核中的含水量随着年龄增加而逐渐下降。

椎间盘的总厚度占脊柱全长的1/5～1/4,其形状与脊柱的形状及生理性弯曲相适应,对脊柱有联结、稳定、增加活动及缓冲震荡、保护与滋养等作用。

（1）联结上、下两个椎体：使两者构成椎间关节,有关节的活动度,并增加脊柱的运动幅度。

（2）维持椎间盘的高度：随着椎体的发育,椎间盘亦增长,同时增加了脊柱的高度。椎间盘有弹性,直立时椎间盘的高度较卧位时为低,因此,清晨人的身高较晚上高。随着年龄增加,椎间盘的弹性逐渐减退,因此,老年人身高较其青壮年时矮。

(3)保持脊柱的生理曲度:不同部位的椎间盘厚度不一,同一椎间盘前后部分的厚度也不同,这个特点在腰椎间盘中最为明显。腰椎间盘前厚后薄,使腰椎出现生理性前凸。

(4)缓冲震荡:椎间盘坚韧而富有弹性,负重时可被压缩,去除压力后又能复原,可缓冲外力对脊柱的震荡;同时通过椎间盘髓核半液化状态的成分使整个椎体表面均匀受力。

▶ 24. 椎间盘如何维持脊柱的稳定性

脊柱是多个椎骨通过椎间盘和周围韧带连接而成,它的稳定性维持有赖于椎间盘、韧带所提供的内源性稳定与椎旁肌提供的外源性稳定。每一节段小关节的小幅度活动,整合成脊柱整体较大幅度的灵活运动。由于椎间盘内的静态液压,加之髓核的变形移动以及纤维环内外层的交叉牵引,椎间盘可有效地缓解脊柱受到的各种应力。

前、后纵韧带分别附着于椎体的前、后缘,前纵韧带宽大,与椎间盘联系紧密;后纵韧带较窄,与椎体连接紧密而与椎间盘连接疏松。另外,椎骨间尚有其他韧带相连,如椎体侧方韧带、关节囊韧带、棘间韧带、棘上韧带等。这些韧带都以胶原纤维为主,几乎无弹性,抗张力能力极强,可与椎间盘协同限制脊柱的过度屈伸,同时亦可保护椎间盘。

人体的躯干肌和胸腹内外肌提供了脊柱的外源性稳定。在腰椎,位于后侧的骶棘肌与前侧附着于腰椎横突的腰大肌,以及腹直肌、腹外斜肌、腹内斜肌、腹横肌相互拮抗,提供一个综合平衡的力,维持着脊柱的稳定。这些肌肉远离脊柱的活动轴,收缩时能在脊柱同侧产生压力,对侧产生张力。双侧协调动作就可以抵消脊柱活动时造成的凹侧与凸侧结构的应力不平衡,从而保护整个结构系统免于损伤。

▶ 25. 椎间盘随年龄增加发生怎样的变化

椎间盘随着年龄增加而逐渐发生退变。

髓核中的糖胺聚糖和含水量逐年下降。有研究表明，人出生时髓核含水量约为90%，18岁时降至80%左右，至70岁时仅为70%。髓核的含水量减少后，弹性和张力减退，降低了抗负荷的能力，易受损伤。

同时纤维环和上下软骨板亦随之发生退变。纤维环各层胶原纤维间水分减少，纤维更新率降低，继而发生玻璃样变和钙化，脆性增加，容易断裂。软骨板退变后造成局部血供下降，软骨细胞营养障碍，软骨变薄、钙化，在外力作用下容易发生破裂。

▶ 26. 什么体位下腰椎的"压力"最大

腰椎是脊柱负重最主要的部位，随着体位的变化，腰椎负荷也随之变化。就以一个体重70千克的患者为例。

（1）直立时：第2腰椎到第3腰椎椎间盘的压力约为40千克（以100%计），是体重的60%左右。前屈时上部体重的力矩增加（150%），因此椎间盘内压力将增高，若有扭转活动时，增加扭转负荷，则椎间盘内压力增加更加明显。

（2）坐位时：骨盆向后倾斜，腰椎前凸消失，重力线向前移动，因此腰椎的负荷比直立时要大（140%），特别是前倾坐位时增加更明显（185%）。

（3）仰卧时：因不受体重影响，仰卧时腰椎的负荷最小（25%），侧卧时稍大（75%）。当髋、膝关节伸直时，腰肌将牵拉椎体，产生一定的负荷；而髋、膝关节屈曲时，腰肌放松，则腰椎负荷达到最小，若再加用牵引，负荷可进一步减小。因此，腰突症的牵引体位应该是屈髋屈膝位。

（4）负重劳作时：日常生活中的负重，比如提、背重物时的方法和体位对腰椎的负荷影响非常大。以提物为例，当贴近身体提物时，腰椎的屈曲力矩比远离身体提物时要小，因为前者的物体重力与脊椎活动的中心之间距离短，所以臂越短的人，提物的力矩量越小，腰椎的负荷也越低。从体位上来看，如果

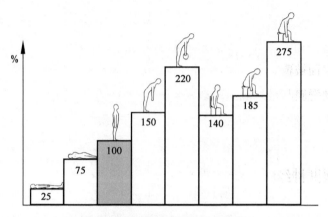

不同体位及姿势时椎间盘内压的变化
（以直立位为100%）

前屈位提物（220％），则不仅物体的重量，而且上身的体重也将在椎间盘上产生弯曲的力矩。因此，弯腰提物时，腰椎的负荷要比直立提物时大。

▶ 27. 腰椎管内部结构是怎样的

椎管由颈、胸、腰椎的椎孔和骶骨的骶管相互贯通连接而成，有与脊柱相同的弯曲外形。腰椎管的外形和大小与脊柱的其他部分有区别。腰椎管的横断面在第1腰椎、第2腰椎多呈卵圆形，第3腰椎、第4腰椎多呈三角形，第5腰椎多呈三叶草形。其前后径自第1到第3腰椎逐渐下降，至第4、第5腰椎又逐渐增大，平均为16.54毫米。其横径自第1到第5腰椎逐渐增大，平均为23.77毫米。

椎管前壁为椎体后面、椎间盘后缘和后纵韧带；两侧为椎骨的椎弓根和其与相邻椎骨上、下切迹围成的椎间孔；后方为椎板、黄韧带和关节突关节。

脊髓位于椎管内，呈前后稍扁的圆柱状。上端于枕骨大孔处与延髓相连，下端迅速变细称为脊髓圆锥。脊髓圆锥以下续于无神经组织的终丝，后者止于第1尾椎背面，有稳定脊髓的作用。脊髓随着椎管容量的大小也粗细不均，其腰段和骶段（脊髓第2腰椎到第3骶椎节段）膨大，称为腰骶膨大，该处神经元数量较多，支配下肢的各对脊神经即由此发出。成人椎管内在第1腰椎以下已无脊髓，只有马尾神经。各对腰骶尾神经根在通过相应的椎间孔出椎管以前,于椎管内围绕终丝几乎垂直下行一段距离,因外观呈马尾状,故名马尾神经。

　　脊髓表面被覆 3 层被膜,由外而内分别为硬脊膜、蛛网膜和软脊膜。各层被膜间及硬脊膜与椎管骨膜间形成腔隙,由外向内分别为硬脊膜外隙、硬脊膜下隙和蛛网膜下隙。

▶ 28. 腰椎神经根的组成与走行是怎样的

　　人体共有 31 对脊神经,其中腰神经根 5 对,骶神经根 5 对和尾神经根 1 对。每一脊神经都由前根(运动)和后根(感觉)所构成。

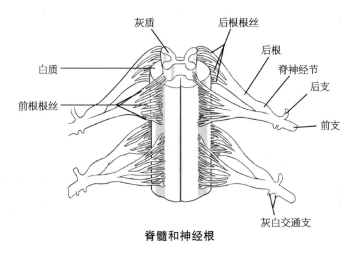

脊髓和神经根

　　脊神经前根由脊髓前角细胞发出的躯体运动纤维构成,分布于横纹肌。前根内神经纤维主要为粗大和细小的有鞘纤维。粗大纤维为躯体运动纤维;而细小纤维包含有自主神经的节前纤维和维持横纹肌张力的运动纤维。

　　脊神经后根以排列成行的根丝附着于脊髓的后外侧沟。后根粗大,是前根的 3 倍。后根神经纤维可有鞘,也可无鞘。粗大有鞘纤维,为来自肌肉和肌腱内的触、压觉感受器传入纤维;细小的无鞘纤维为冷热、痛觉感受器传入纤维。

　　前、后根发出后,向椎间孔行走。当穿过软脊膜、蛛网膜和硬脊膜时,这 3 层膜分别形成鞘状包绕前、后根。两根行至后根节处合二为一,硬脊膜鞘也随之为一个鞘,成为脊神经被膜,即神经外膜。神经根穿越椎间孔时,附着于椎间孔周围的骨膜上。

　　所有脊神经根向外行走出相应的椎间孔,由于脊髓的长度短于脊柱,腰骶尾段神经根几乎垂直下降,形成了脊髓下端的神经根束,即马尾神经。但不管行经多长距离,每一个神经根最终均在相应的椎间孔穿出。

▶ 29. 腰椎间盘突出与腰神经根有什么关系

　　腰骶神经根从硬膜囊的前外侧穿出,在椎管内斜向外下行走,后经椎间孔出椎管。椎间盘突出一般不压迫其平面以上的神经根,第 4 腰椎、第 5 腰椎椎间盘突出很少压迫第 4 腰神经,但是常累及第 5 腰神经,有时甚至压迫继续下行的骶、尾神经。第 5 腰椎、第 1 骶椎椎间盘后外侧突出压迫第 1 骶神经。

　　第 3 及第 4 腰神经根皆从相应的椎体上 1/3 或中 1/3 水平穿出硬膜囊,紧贴椎弓根入椎间孔,在椎管内走行过程中不与同序数椎间盘相接触。第 5 腰神经根自第 4、第 5 腰椎椎间盘水平或其上缘穿出硬膜囊,向外下走行越过第 5 腰椎椎体后上部绕椎弓根入第 5 腰椎、第 1 骶椎椎间孔。第 1 骶神经根发自第 5 腰椎、第 1 骶椎椎间盘的上缘或第 5 腰椎椎体的下 1/3 水平,向下外走行越过第 5 腰椎、第 1 骶椎椎间盘的外 1/3,绕第 1 骶椎椎弓根入椎孔。

　　椎间盘突出以第 4 腰椎、第 5 腰椎和第 5 腰椎、第 1 骶椎平面的椎间盘突出发病率最高,且突出部位多在椎间盘的后部后纵韧带外侧,椎间盘的突出物主要压迫自此处穿出或即将穿出硬膜囊的下一节段的神经根。如突出物较大或突出偏内侧时,也可压迫硬膜囊内的再下一条神经根,使两条神经根同时受压。

　　理解上述腰椎间盘与神经根的关系及腰椎间盘突出物压迫神经根的机制,可以了解不同平面的椎间盘突出压迫相应的神经根。但如果腰椎间盘突出部位在后侧中央,或椎间盘纤维环完全破裂,髓核碎片脱入椎管,可使神经根和马尾神经广泛受压。

我的腰椎到底怎么了

▶ 30. 什么是腰椎间盘突出症

腰椎间盘突出症是由于腰椎间盘变性,纤维环破裂,髓核突出后刺激或压迫神经根、马尾神经所表现出来的一系列临床症状和体征,简称"腰突症",是骨科临床的常见病和引起腰腿痛最主要的原因,常给患者的生活和工作带来诸多不便,甚至造成残疾、丧失劳动能力等后果。那到底腰椎间盘突出症是怎么发生的呢?

人体随着年龄的增长逐渐走向衰老,腰椎间盘也不例外。椎间盘由上、下面的软骨板,中间的髓核和四周包绕的纤维环构成。它是脊柱的重要组成部分,联结相邻的脊椎骨,在人体的活动中起着重要的弹性垫作用,因此也受到多种应力的作用,很容易发生退行性变。当退行性变发展到一定程度时,纤维环变弱变脆,在各种诱因如外力等的作用下,髓核就很容易从纤维环的薄弱口突出,向后方或上下方压迫相邻组织特别是脊神经根和马尾神经,引起腰腿痛、间歇性跛行等一系列的临床症状和体征,发生腰椎间盘突出症。

▶ 31. 引起腰突症的常见原因有哪些

(1)退行性变:目前认为,其基本病因是腰椎间盘的退行性变。退行性变是一切生物生、长、衰、亡的客观规律，人体的每一个器官、每一个组织和每一个细胞都不可抗拒地要经历退行性变这个过程。由于腰椎所承担的特殊的生理功能，腰椎间盘的退行性变比其他组织器官要早，而且进展相对要快，在20多岁的时候，椎间盘已经悄悄地开始退变了，这是一个长期、复杂的过程。由于椎间盘受体重的压迫，加上腰部又经常进行屈曲、后伸等活动，易造成椎间盘的挤压和磨损，尤其是下腰部的椎间盘，从而产生退行性改变。

（2）外力作用：在日常生活和工作中，部分人往往存在长期腰部用力不当、过度用力、姿势或体位不正确等情况。例如煤矿工人和建筑工人需经常弯腰提举重物，这些长期反复的外力造成的损伤日积月累地作用于椎间盘，加重了退变的程度。

（3）椎间盘自身解剖因素的弱点：椎间盘在成人之后逐渐缺乏血液循环，修复能力也较差，特别是在退变产生后，修复能力更加微弱；椎间盘后外侧的纤维环较为薄弱，而后纵韧带在第5腰椎、第1骶椎平面时宽度显著减少，对纤维环的加强作用明显减弱；腰骶段先天异常如腰骶段畸形，可使发病率增高，包括腰椎骶化、骶椎腰化、半椎体畸形、小关节畸形和关节突不对称等。这些异常常造成椎间隙宽度不等，并常造成关节突关节受到更多的旋转劳损，使纤维环受到的压力不一，加速退变。

（4）种族、遗传因素：有色人种发病率较低。小于20岁的青少年患者中约32%有家族史，曾有研究人员调查小于21岁已接受腰椎间盘手术的63例患者，其父母患同样疾病的比例远远大于正常人群。

▶ 32. 空调温度太低会诱发腰椎间盘突出吗

在夏天的时候，人们常常将办公室的温度调得很低，甚至将出风口直接对着身体吹，这样会导致腰背部的肌肉痉挛，从而导致局部的血液循环变差，容易导致腰椎的损伤，很容易诱发腰部疼痛，尤其是在潮湿的环境中。这种情况下，应该注意腰部的保暖。

这种情况更易发生在办公室的环境中，对于那些经常伏案工作的人来说，本来腰部负荷增大，腰背部肌肉长期处于固定状态，腰椎间盘就容易有损伤的危险,如果再加上过低的温度和潮湿的环境,就更容易导致腰突症。

▶ 33. 孕妇容易发生腰椎间盘突出吗

妊娠期间,由于孕激素的作用和内分泌系统的变化,整个韧带系统处于松弛状态,特别是后纵韧带。孕妇日渐增大的子宫导致腰椎代偿性前凸,腰部负荷加大,腰椎间盘的应力也明显增加,在原先退行性变的基础上更容易使椎间盘膨出,出现腰腿痛症状。分娩以后症状减轻或消失。

▶ 34. 吸烟容易诱发腰椎间盘突出吗

椎间盘的营养依靠周围血管提供,而长期吸烟使局部溶质运输率下降,营养物质进入椎间盘不足,代谢物质也不能完全排除。长此以往的必然后果是椎间盘营养不良,细胞功能不足,椎间盘退行性变加速。

▶ 35. 体重超标会导致腰椎间盘突出吗

首先,体重超重肯定会使椎间盘更容易发生退行性变,因为超重会导致腰椎承受的负荷增加,椎间盘的压力相应增大。其次,超重往往是因为缺少锻炼而导致的,生活习惯中可能较多地保持不良姿势,从而更容易加重腰椎间盘的退行性变。最后,超重也会降低腰椎的灵活性和协调性,使腰椎更容易扭伤,这也是腰椎间盘突出的一个诱发因素。不仅如此,在腰突症患者的治疗过程中,体重过重也是一个不利于康复的因素。因此,中老年人应该注意增加锻炼,积极控制体重,减轻腰椎负荷。而腰突症患者更应如此,以加快疾病康复过程。

▶ 36. 腰突症的诱发因素有哪些

腰突症的基本因素是椎间盘退行性变,但是光有退变并不一定导致椎间盘的突出,必须同时存在一定的其他因素才会导致椎间盘的突出,而这些其他因素就称之为诱因,主要包括以下几点。

(1) 增加腹压:临床上有约 1/3 患者在发病前有明确的增加腹压的因素,如剧烈的咳嗽、喷嚏、屏气、用力排便等,使腹压增高,破坏了椎节与椎管之间的平衡状态。

(2) 不良体位:人在完成各种工作时,需要不断更换各种体位以缓解腰部应力。如长期处于某一体位不变,即可导致局部的累积性损伤。办公室白领由于长期处于不良前倾坐姿容易诱发本病。

(3) 职业因素:重体力劳动者发病率最高;过度的腰部负重使煤矿和建筑工人的椎间盘过早退行性变;汽车驾驶员由于长期处于颠簸和振动状态,椎间盘承受的压力大,且反复变化,也易诱发椎间盘突出。

(4) 受寒受湿:寒冷或潮湿可引起小血管收缩、肌肉痉挛,使椎间盘的压力增加,可能造成退行性变的椎间盘破裂。

▶ 37. 腰突症好发于哪个位置

腰突症有明显的好发部位。临床统计发现,第 4 腰椎、第 5 腰椎椎间盘突出最多见,占总数的 58%～62%,第 5 腰椎、第 1 骶椎椎间盘次之,占 38%～44%,两者总计共占 90% 以上,剩下只有很少一部分发生在第 3 腰椎、第 4 腰椎及其上椎间盘。为什么腰椎间盘突出会常见在这两个部位呢?

第 4 腰椎、第 5 腰椎和第 5 腰椎、第 1 骶椎椎间盘在所有椎间盘中位于脊柱最下面,承受的压力最大,是全身应力最集中的部位。而且由于骶骨固定,不参与产生活动时的协调缓冲作用,因此,上位各节段的活动最终集中作用于下位两个椎间盘。同时,腰椎各方向活动频繁,对下位椎间盘纤维环产生持续和强大的牵拉力和切应力,也是造成这两个椎间盘最容易发生突出的原因。

▶ 38. 为什么坐办公室的人也会患腰突症

现代人的工作方式基本上可以分为脑力劳动和体力劳动,有的人体力劳动多一点,有的人脑力劳动多一些。适当的体力劳动、体育运动不仅对身体是很好的锻炼，对大脑也起到一定的兴奋、调节作用。

随着人们生活水平的提高，一部分人的体力劳动越来越少，甚至几乎不干体力活，家务活由家用电器代劳，出门有各种交通工具，在办公室更是"一杯茶水坐半天"，平时不参加体育锻炼，连出汗的机会都很少，可他们同样也会罹患腰突症。这是因为这些人缺少运动，全身肌肉松弛无力，长期坐位使他们的腰背肌群持续受到牵拉，使腰椎的加固作用明显减弱。一旦突然受到较大负荷的外力作用，就容易造成纤维环破裂，髓核突出。

在现代生活环境中，应该适当参加一些能活动全身的体力劳动和体育锻炼，加强全身肌力及肌群之间的功能协调性，尤其是长期坐位工作者，家族中有患腰突症的人，有慢性腰痛者，长期在寒冷、潮湿环境下工作时更应注意。

▶ 39. 有颈椎间盘突出症的人易得腰突症吗

颈椎和腰椎都是脊柱的重要部分，是脊柱 4 个部分中活动度最大的 2 个，都发育自胚胎的中胚层，在解剖结构上基本一致，功能活动上也相似。因此，有颈椎发育缺陷者也可能有腰椎发育缺陷，对外力的承受能力和耐磨损性能也比正常人差。一般而言，有颈椎间盘突出的人，其腰椎间盘也往往有退行性变，在受到诱发因素的作用下就容易发病。同样可知，有腰椎间盘突出的人也相对容易得颈椎间盘突出症。

当然这并非绝对，如有的人体力劳动较多，腰椎的劳损就容易发生，而颈椎的劳损就小得多；办公室工作人员长期坐位低头工作，就可能既患腰椎间盘突出症又患颈椎间盘突出症。

▶ 40. 腰突症会遗传吗

在临床上，我们经常发现腰突症患者家族中多人甚至全部发病，而且发病的部位、原因、症状也有较多相似的地方。人们不禁要问，难道腰突症也会遗传吗？

目前研究认为，腰突症的发病中具有一定的遗传因素，但对于遗传如何影响腰突症的发病，并没有明确的结论。腰椎的骨密度、腰椎结构的合理性、牢固程度和软组织的柔韧性等方面都有一定的家族遗传性，如骶椎隐裂、骶椎崩裂、骶椎腰化、腰椎骶化等表现特别明显，这些结构的异常势必造成腰椎功能和局部抵抗应力的能力减弱。如果在日常生活中不加以注意，过度劳累，就容易发生腰突症。家族中有患腰突症的慢性腰痛者应该提高警惕，加强锻炼，做到未病先防。

第三讲

协 助 诊 断

选择合适的检查

听说这些体检方法可以检测腰突症

■
■
■
■

▶ 41. 感觉异常与椎间盘突出的位置关系如何

感觉检查对于腰突症的定位价值很大。过去常根据感觉检查辅助确定椎间盘突出的部位。感觉异常因突出的椎间盘压迫神经根的强度、时间长短和部位不同,可以表现为神经根支配区域的感觉过敏、麻木、迟钝、减退或消失。

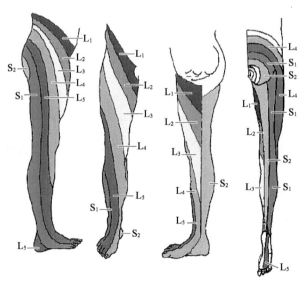

神经根支配的下肢皮肤感觉分布图

感觉过敏往往出现在神经受压迫的早期,但临床上较少遇到。常见的感觉异常是感觉减弱。

第1腰椎、第2腰椎椎间盘突出压迫第2腰神经根,第2腰椎、第3腰椎椎间盘突出压迫第3腰椎神经根,会出现大腿前方感觉异常;第3腰椎、第4腰椎椎间盘突出压迫第4腰神经根,其感觉支配区如大腿前内侧、小腿前内侧感觉出现异常;第4腰椎、第5腰椎椎间盘突出压迫第5腰神经根,导致大腿及小腿外侧至足背部的感觉异常,包括足趾。第5腰椎、第1骶椎椎间盘突出压迫第1骶神经根,小腿下1/3后外侧、外踝和足的外侧,包括外侧3个足趾感觉异常,以第5趾最明显。临床上可以根据感觉异常的区域不同对发生椎间盘突出的节段作出初步判断。

▶ 42. 如何判断肌力改变

肌力就是肌肉在主动运动时所表现的收缩力,通俗地说就是肌肉的力量。

肌力测定标准是测量患者肌力大小的一个量化指标,方法是将患者的肢体放在合适的位置,给予阻力引起特殊肌肉的收缩。其准确性取决于患者的配合及医师对标准的掌握。临床上经常遇到由于患者怕痛,不敢用力,导致测得的肌力不准确。一般根据肢体主动活动、抗重力及抗阻力情况将肌力分为以下6级。

0级,肌肉无收缩。

1级,肌肉有微弱收缩,但不能移动关节。

2级,肌肉收缩可带动关节在水平方向运动,但不能对抗重力。

3级,肌肉收缩能对抗重力移动关节,但不能抵抗阻力。

4级,肌肉收缩能对抗重力运动肢体,且能抵抗一定强度的阻力。

5级,肌肉收缩能抵抗强大的阻力运动肢体。

临床上根据上述分级判断患者肌力的改变。检查时注意进行双侧对比,还应注意个体体质、过去锻炼情况及双侧臂力的差异。一般认为双侧肢体肌力差异超过10%即有临床意义,测试表明在病程最初1个月肌力下降最明显,对肌肉的爆发力和灵敏度影响最大。腰椎间盘突出压迫神经根,导致受累神经根所支配的肌肉发生萎缩、肌力减退，极少数情况下可以出现肌肉完全瘫痪。

▶ 43. 肌肉萎缩和肌力改变与椎间盘突出位置有何关系

腰椎间盘突出压迫神经根，导致其所支配的肌肉萎缩、肌力改变。突出的节段不同，发生萎缩、肌力改变的肌肉不同。如第4腰椎、第5腰椎椎间盘突出，则第5腰神经根受压，胫骨前肌，腓骨长、短肌，长伸肌和趾长伸肌肌力减退，肌肉萎缩，出现足下垂和趾不能向上翘起；第5腰椎、第1骶椎椎间盘突出，压迫第1骶神经根，小腿三头肌，趾屈肌萎缩、无力；第3腰椎、第4腰椎椎间盘突出，压迫第4腰神经根，可出现股四头肌萎缩，肌力减退，表现为膝关节伸直无力，走路时有腿迈不出去的感觉。这些肌肉变化一般会在坐骨神经痛开始后1～2个月发生。肌肉萎缩、肌力改变是诊断腰突症的可靠体征，可据此做出腰突症的临床诊断和定位诊断。

▶ 44. 膝反射和跟腱反射有何临床意义

膝反射和跟腱反射均属于正常的生理反射，膝反射的检查方法是用叩诊锤叩击膝关节下方凹陷处，即髌骨和胫骨结节之间的髌韧带处，正常情况下小腿会不由自主抬起。跟腱反射的检查方法是用叩诊锤叩击足跟上方的跟腱，正常反应是足向足底方向屈曲。腰突症患者常因压迫神经根导致反射异常。反射异常包括反射亢进和反射减弱甚至消失，通常以反射减弱较多见。若第3腰椎、第4腰椎椎间盘突出压迫第4腰神经根，会出现膝反射减弱。由于股神经尚有第2、第3腰神经根支配，因而膝反射完全消失者不多见。第5腰椎、第1骶椎椎间盘突出压迫第1骶神经根，会发生跟腱反射减弱或消失。当神经根受压时间过长或压迫过重，发生不可逆改变，此时即使解除压迫，丧失的反射也常常不能恢复。膝反射和跟腱反射检查对腰椎间盘的临床诊断和定位诊断有重要价值。

▶ 45. 直腿抬高试验有什么用处

坐骨神经由第4、第5腰神经根和第1、第2骶神经根组成,在椎管硬膜内及由根袖部至椎间孔均具有一定的活动度。在直腿抬高到30度以内,腰骶神经根处于静止状态。当直腿抬高到30~75度时,髋关节起着滑车作用,使第4、第5腰神经根和第1骶神经根从静止状态向椎间孔方向移动。正常人仰卧位直腿被动抬高范围是70~120度,通常为90度。被抬高到最大限度时,仅有腘窝部不适感。椎间盘突出的患者由于椎间盘压迫神经根时神经根处于固定或半固定状态,直腿抬高牵拉时,神经根难以向远端移动,从而诱发坐骨神经痛。检查者一手置于膝关节处,保证下肢伸直,另一手握住足跟抬高患肢。当出现坐骨神经痛时为阳性,并记录下肢抬高的度数。

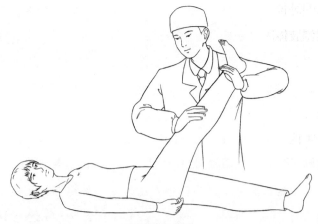

直腿抬高试验

本试验是检查坐骨神经病变最常用的方法,但某些椎管外因素如阔筋膜张肌挛缩或骶髂关节病变等情况也会出现直腿抬高试验阳性。鉴别方法是直腿抬高加强试验,即在直腿抬高试验阳性时,将被抬高伸直的患肢放下约5度,疼痛消失后,将足背伸,患肢又出现疼痛为阳性;或者维持上述直腿抬高试验的高度,再将踝关节用力被动背屈,如神经根放射痛加重为阳性。此时可明确存在坐骨神经病变。

▶ 46. 屈髋伸膝试验有何临床意义

屈髋伸膝试验即患者仰卧,先屈髋及膝成直角,再将小腿缓慢上抬,如出现放射性下肢痛为阳性,此试验又称克尼格征。该征阳性是由于腰骶节段神经后根受到炎症波及而受压所致。

当屈髋伸膝试验时,坐骨神经受到牵引,腰神经根因受到压迫或有炎症,不能向下移动,已敏感的神经根受到刺激或压迫加重而诱发出下肢放射痛。腰突症患者的屈髋伸膝试验常呈阳性。

▶ 47. 健腿抬高试验有何临床意义

患者取仰卧位,被动直腿抬高健侧下肢,患侧出现坐骨神经痛者为阳性。直腿抬高健侧肢体时,健侧神经根袖牵拉硬膜囊向远端移动,从而使患侧的神经根也随之向远端、健侧移动,若患侧的坐骨神经已因受压而有炎症改变,则无法移动,并因压迫加重或受到刺激而出现患侧肢体放射性下肢痛。

一般来说,本试验阳性表明腰椎间盘突出较大,压迫较严重。突出较小时本试验常呈阴性。下列情况下本征出现阳性的可能较大:① 突出的髓核位于神经根的内侧;② 中央型腰椎间盘突出症;③ 大块的椎间盘突出;④ 腰椎间盘突出合并有腰椎管狭窄。

▶ 48. 仰卧挺腹试验有何临床意义

患者仰卧位,双手置于体侧,以枕部及两足跟为着力点,将腹部向上抬起,如感到腰部及患侧下肢放射痛为阳性。如未出现疼痛,可在保持上述体位的同时屏气或者咳嗽,出现患肢放射痛者也为阳性。此试验的原理是通过增加腹内压进而增加椎管内压力,刺激病变的神经根,诱发出坐骨神经痛。腰突症患者仰卧挺腹试验一般为阳性。

▶ 49. 股神经牵拉试验有何临床意义

患者取俯卧位，患侧下肢伸直，检查者使患侧下肢向后过度伸展。当过伸到一定程度时，出现大腿前方股神经支配区域疼痛者为阳性。检查者使患侧下肢向后过度伸展，出现大腿前方疼痛者为阳性。

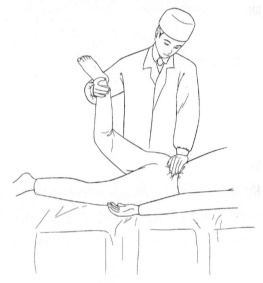

股神经牵拉试验

其原理是试验所用体位股神经较紧张，若股神经受压或受刺激并已有炎症改变，就会产生大腿前方和小腿前内方的放射痛。一般用于检查第2腰椎、第3腰椎椎间盘突出和第3腰椎、第4腰椎椎间盘突出的患者，还可用于诊断第4腰椎、第5腰椎椎间盘突出，具体有以下2种情况：① 部分第4腰椎、第5腰椎椎间盘突出患者，股神经牵拉试验出现弱阳性；② 部分第4腰椎、第5腰椎椎间盘突出患者，在行股神经牵拉试验时出现同侧坐骨神经痛。

▶ 50. 患者就诊时如何与医师交流

患者在医师询问病史时，应客观、具体、有针对性地向医师简略讲述自己的病情,以及回答医师的提问,以利医师在有限的时间内,最快速地了解患者的病情并做出初步的诊断。

患者主诉内容包括:发病的原因,是搬重物损伤还是其他原因引起的;发病的时间;发病后的症状变化;疼痛或麻木的具体部位及受体位变化的影响;父母、兄弟、姐妹中有没有类似的疾病;发病后经过了哪些治疗,效果如何;有没有其他相关的疾病,如泌尿系结石、骨结核、肿瘤和糖尿病等;女性患者若在经期、孕期、哺乳期应向医师说明。

▶ 51. 患者应怎样配合医师检查

在临床工作中,医师的诊治固然重要,患者本人或家属的配合也不可忽视,腰突症是一种积劳损伤性疾病,患者的日常生活与疾病的发展变化密切相关。患者应树立战胜疾病的信心,密切配合医师的诊治,争取早日康复。

在医师体格检查过程中,患者应尽量放松身体,查压痛点时明确告诉医师压痛的部位、程度;如果有多个压痛点可说明它们各自疼痛的程度,是否有放射痛,放射到哪里;做直腿抬高试验时应在疼痛或麻木出现明显加重时向医师说明,不要拒绝检查或含糊应答;查肌力时患者应按医师的要求用最大的力量去做。

感觉的检查往往比较复杂,医师要反复对比左右或上下找出感觉减退的范围以确定受压的神经,患者可仔细体验,以便使检查结果更准确,这与定位哪一根神经受压以及哪一个椎间隙病变有很大的关系。

患者在拍 X 线片时应按要求充分暴露腰部,丝毛衣物可吸收一部分 X 线,使图像模糊不清,应尽量避免。拍摄斜位片时,患者要按医师的要求摆好姿势,只有姿势正确,才能得到满意的摄片效果。

治疗要严格遵守医师的医嘱,弄清治疗的目的,尤其是用药的情况和治疗的不良反应,最好能与医师进行必要的交流。对于注意事项,如卧硬板床休息、腰围保护、限制弯腰活动、口服适当的消炎镇痛药物有哪些不良反应等,最好事先能了解清楚。

▶ 52. 为什么医生有时会推荐腰背痛的患者去看心理医生

疼痛是身体损伤和心理调节机制共同作用的结果，个体的心理调节能力差异可以造成个体对疼痛的反应不一致，患者体验到和表现出的疼痛，往往与实际的损伤并不平行。如患者的腰背部机体损伤经过心理调节机制的调节，出现腰背痛的感受，继而出现疼痛的行为，如呻吟、强迫体位、跛行、拒绝工作、就医并服用药物等，同时伴有情绪情感的变化，比如焦虑、恐惧、抑郁剂愤怒等，具有易焦虑或追求完美性格的患者更容易在较轻程度的病变就表现出明显的功能障碍。

此外，患者对疼痛的感受往往还受到社会原因的影响，比如因工伤等原因出现腰背痛的患者可能会表现出更明显的疼痛行为。患者疼痛行为的强度还与遗传、文化背景和个人经历等有关，是身体和心理共同决定的复杂的认知过程，需要多学科医生，包括心理医生共同来解决。因此，医生有时会推荐腰背痛的患者去看心理医生，或者给患者开一些抗焦虑的药物。

还有一些辅助检查也非常重要

▶ **53. X线片能诊断腰突症吗**

首先,我们简单地了解一下为什么X线片能够成为骨科最常用的检查方法之一。骨骼内含有大量钙盐,其密度高,X线不易透过,可与周围软组织形成良好的天然对比,同时骨骼本身不同部位的结构也存在密度差别,为X线检查发现病变提供了良好的条件。此外,X线检查简便易行,价格相对低廉,也使得它在临床上得以广泛应用。

然而,腰椎间盘所包括的髓核、纤维环和软骨板密度均较低,在X线下并不显影。因此,单纯腰椎平片并不能作为有无腰突症的直接依据。但是,注入造影剂后在X线下摄片,能较清晰地显示硬膜腔、马尾神经和神经根鞘等椎管内结构。如有腰椎间盘突出,则表现为硬膜囊受压迫征象和神经根鞘受压迫征象。虽然磁共振(MRI)对诊断腰椎间盘突出的敏感性及特异性均较高,但仍有一些MRI检查假阴性的腰突症患者,此时可以借助X线造影检查来明确病情。

虽然临床上腰突症患者的腰椎X线平片常仅有一些非特异性的变化,甚至无异常变化,但是X线平片检查能发现腰椎的退行性改变和结构异常,如椎间隙变窄、椎体后缘骨赘形成等,这些对提示腰椎间盘的退变有重要意义,并且能排除一些其他腰椎疾患,如腰椎结核、肿瘤和腰椎滑脱等。此外,典型的腰突症患者通过病史、体征和 X 线平片即能做出初步的诊断。因此,对腰突症患者而言,拍摄 X 线片仍然是一个常规检查。

▶ 54. 为什么要拍摄不同体位下的 X 线片

由于人体腰椎的不规则外形,不同方向投射的 X 线穿过人体后,在底片上的成像也不同。但是某个特定的投射方向,均能有利于观察腰椎特定部位的结构。因此,拍摄 X 线片时,摄片体位的正确与否对于获得正确的诊断、防止误诊和漏诊有重要的意义。

腰突症患者除了拍摄常规的正、侧位片,有时还要加摄斜位片和腰椎过伸过屈侧位片。斜位片有利于显示椎间孔和椎板病变;过伸过屈位片对于了解腰椎的退行性变和相邻椎体间的稳定情况有重要帮助。

▶ 55. 腰突症常见 X 线表现有哪些

(1) 正位片:大多数患者可显示腰椎侧弯征,但侧弯的方向与椎间盘突出的位置并不一定一致;椎间隙宽度于病变早期多无明显改变,如病程较久,则可出现椎间隙狭窄,甚至左右不等宽;同时椎体边缘可有各种形态的骨刺出现。

(2) 侧位片:多数患者腰椎的生理前突减小或消失,急性发作时尤其明显;椎间隙狭窄亦是重要的征象,尤其是间隙前后不等宽者。椎体前后缘的骨刺形成在侧位片上表现更加清晰,脱出的髓核若有钙化可在侧位片上显示。

▶ 56. CT 对腰突症诊断有何意义

CT 的中文全称是计算机体层摄影,1985 年后开始在临床上广泛应用于椎间盘突出的检查。它的基本原理也是建立在人体各组织对 X 线的不同吸收能力上。CT 用 X 线对待检部位进行投射,通过接收器接收透过的 X 线,再经电子计算机数字化处理,用不同的灰度值来表示接收到的 X 线量,重新构建成这一检查部位的断层图像;而且在需要时还可以利用造影剂来增强不同部分之间的对比度。因此,CT形成的图像是符合解剖学的体层图像,能显示传统的X线片无法显示的结构。其分辨率和灵敏度较传统X线片更高,能早期发现微小病变,目前常用的有普通CT和螺旋CT。CT检查照射剂量小,基本无害,而且目前CT分辨率不断提高,还能进行三维重建等复杂功能,已经成为临床上重要的辅助检查手段。

腰椎CT检查可以清楚地显示椎间盘突出的部位、大小、形态和神经根及硬脊膜受压的情况,同时还可显示黄韧带肥厚、小关节增生、椎管和侧隐窝狭窄等情况。对腰突症诊断的准确率为80%～92%。CT图像上的主要表现有以下几点。

(1)椎间盘后缘变形:正常情况下椎间盘后缘与椎骨后缘平行。腰突症患者椎间盘后缘向椎管内呈丘状突出,根据局部突出的形态和性质,还可以区分椎间盘膨出、突出或破裂脱出。突出物有钙化时显示更清晰。

(2)神经根鞘受压:正常情况下神经根鞘表现为软组织密度。当椎间盘向后方突出时,即将根鞘向后推移。有时根鞘与突出物难以区分,也是其受压的一个征象。

(3)硬脊膜囊受压变形:当椎间盘突出物较大时,光滑的硬膜囊轮廓出现变形,但亦有少数患者可无硬膜囊变形。

▶ 57. 螺旋 CT 扫描在腰突症诊断中有哪些优点

在腰突症诊断中,螺旋CT扫描诊断的准确率为90%～99%,并具有以下优点:① 安全,诊断符合率高。② 可识别椎间盘膨出、突出的部位和突出的大小,如中央型或侧后型突出,并能显示硬膜囊和神经根受压的形态变化。③ 有助于避免第5腰椎至第1骶椎平面硬膜外间隙增大引起的假阳性。④ 适用于造影剂过敏,造影失败或不愿接受造影检查的患者。⑤ 在观察椎间盘的同时,还可观察黄韧带、后纵韧带侧隐窝、椎管和关节突关节的变化。

▶ 58. MRI 对腰突症诊断有何意义

MRI 的中文全称是磁共振显像，是继 X 线、CT 后医学影像的又一项重要技术。由于人体不同组织中运动质子的密度不同，可以利用磁共振的原理，在外磁场中对人体发射无线脉冲，使质子发生共振现象。当脉冲停止后，各部分的能量又被释放出来，被接收器接收后进入计算机系统转换成数字信号，重建成不同灰度的磁共振图像。MRI 对软组织的分辨率非常高，而且能从多个角度对待检部位进行成像，因此在清晰度和灵敏度上都优于 CT，对人体亦无害。

MRI 在腰突症的诊断上具有重要的意义，阳性率可达 99% 以上。通过对脊柱不同层面的矢状面和所累及椎间盘的横断面影像，可以清晰观察病变椎间盘突出的部位、程度、形态及其与硬膜囊、神经根等周围组织的关系，尤其对于椎管内肿瘤及其他疾病如结核等的鉴别更有帮助，对于术前定位和手术方法的制定有重要意义。在 CT 片不能确诊时可以加做 MRI。

▶ 59. CT、MRI 检查结果显示有椎间盘突出就一定是腰突症吗

CT、MRI 等影像学检查显示椎间盘有突出或膨出，患者既没有腰痛也没有下肢放射痛，临床检查没有相应的症状、体征，这种情况不应该诊断为腰突症。因此，患者不应该自己扣上"腰突症"的帽子，更没必要为此增加额外的医疗花费和心理负担。

▶ 60. 脊髓造影对腰突症诊断有何意义

脊髓造影利用椎管内蛛网膜下隙的空隙，注入造影剂后在 X 线下摄片，显示椎管内部结构。目前常用水溶性造影剂，能较清晰地显示硬膜腔、马尾神经和神经根鞘。对腰突症的诊断率可达 90% 左右，主要 X 线表现为硬膜囊压迫征象和神经根鞘压迫征象。但由于 CT 和 MRI 在临床的广泛应用，其无创伤且诊断率更高的特性，使得脊髓造影在临床上的应用已经大大减少。而且由

于它的不良反应较大,甚至可能造成截瘫等严重情况,目前主张慎重选用,只用在某些特殊病例,如 MRI 检查阴性但又高度怀疑患者腰椎间盘突出,此时可与 CT 合用,称为 CTM。

▶ 61. 肌电图对腰突症诊断有何帮助

肌电图是对周围神经与肌肉的电生理检查方法,可用于观察并记录肌肉在静止、主动收缩和支配其的周围神经受刺激时的电活动,同时也可用来测量周围神经的传导速度。在腰突症的诊断上,肌电图主要通过检查双下肢肌肉的兴奋性来反映相应神经根的状态,并根据异常电活动的分布范围来判断椎间盘突出和神经根受压的节段。在脊神经根和马尾神经受压的患者,肌电图阳性率可达 80%,但与 CT 和 MRI 相比并不是首选的检查手段,可用于辅助诊断和判断神经根的受压情况,同时也可以用来作为判断治疗后神经根恢复情况的指标之一。

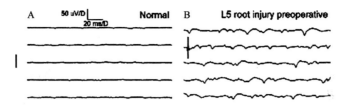

胫前肌静息状态下肌电图:A 图为正常人;
B 图为 L5 神经根损伤患者,可见多种异常自发电活动

▶ 62. 躯体感觉诱发电位检查对于腰腿痛患者有什么作用

周围神经诱发电位和节段性体感诱发电位均为躯体感觉诱发电位的一种,是通过记录中枢神经系统在受到刺激后产生的生物电活动,来判断神经损伤、修复的一种方法。

周围神经诱发电位检查可通过测定运动神经传导时间与速度及感觉神经动作电位与传导速度来实现。其目的是了解周围神经的损伤程度,对于如腰突症、腰椎管狭窄症引起的脊神经根受压，可用定期检查、分析检查结果来判断受损的神经是否有恢复的征象。这对于患有腰椎间盘突出症而不愿意接受手术治疗的患者来说，是一种观察保守治疗效果的手段。对于那些病程长、病症较轻但反复发作的患者而言，也是一种较有价值的指标。

节段性体感诱发电位是通过刺激某一感觉神经纤维所支配的皮肤感觉分布区，来诱发体感诱发电位，对于神经损伤的定位诊断有一定的价值。腰腿痛患者可以通过刺激第4、第5腰神经根及第1骶神经根所特有的皮肤支配区，来辅助临床做定位诊断。

▶ 63. 什么是椎间盘造影

椎间盘造影是在X线透视或CT扫描引导下，将针头插入椎间盘髓核内，注入适量的造影剂，通过观察髓核和纤维化的形态，判断椎间盘的病理特点，帮助医生判断致痛性椎间盘（责任椎间盘）的存在，从而指导手术。椎间盘造影出现的典型阳性标准为以下三条。

（1）造影剂显示椎间盘结构有退变。

（2）诱发患者在造影过程中出现与平时一致或类似的疼痛。

（3）至少有一阴性对照间盘。

同时造影过程中根据造影剂注入的剂量和分布也可判断纤维环的撕裂程度。

椎间盘造影术在诊治下腰痛，尤其对椎间盘源性腰痛的诊断具有重要意义，是确诊椎间盘源性腰痛的唯一方法。此外，椎间盘造影作为一种创伤性检查手段，也有手术相关并发症的产生，如出血、感染、药物过敏、椎间盘炎症及腰痛加重等。通过临床预防性应用抗生素，严格无菌操作，目前椎间盘造影感染的发生率很低。

准确判断

似是而非的腰突症

腰突症的明确诊断原来这么讲究

▰
▰
▰
▰

▶ **64. 如何诊断腰突症**

腰椎间盘突出症的诊断主要依靠病史、体格检查和影像学检查综合分析得出。

（1）病史：一般而言，从事体力劳动者易发腰突症，汽车和拖拉机驾驶员因为驾驶汽车、拖拉机等长期处于颠簸状态，踩离合器时椎间盘压力上升引起椎间盘变性，直至椎间盘突出，所以易发腰突症。另外，有妊娠及吸烟史者，也易诱发椎间盘突出。

多数患者病史较长。腰痛为突发或逐渐腰背痛，腰痛活动时加重，卧床休息后好转，有时伴有坐骨神经痛。下肢痛一般为放射痛，疼痛部位由腰骶部、臀后部、大腿后外侧、小腿外侧至跟部或足背部。为了减轻疼痛，减轻坐骨神经的张力，患者一般喜欢屈起髋或膝关节。腹压增加（如咳嗽、排便）可诱发或加重坐骨神经痛。病史较长者可有腹股沟区疼痛。如有高位椎间盘突出，可出现第2、第3、第4腰神经支配的下腹股沟区或大腿前内侧疼痛，多有下肢感觉改变（如麻木、发凉）。如突出椎间盘为中央型，可出现马尾综合征。患者可出现左右交替的坐骨神经痛和会阴区麻木，有的患者在重体力劳动或牵引及手法复位后，突然出现剧烈腰骶部痛，会阴区麻木，排便无力或不能控制，男性可能有性功能障碍。

（2）体格检查：体格检查示脊柱可能代偿性侧弯,病变间隙椎旁有压痛点、叩击痛点,可有坐骨神经放射性痛,腰椎活动受限,受累神经根所支配的肌肉肌力受影响,相应反射受影响（第3腰椎、第4腰椎椎间盘突出,膝反射受影响;第5腰椎、第1骶椎椎间盘突出,跟腱反射受影响）,感觉减退（第5腰神经根受损,足背前内和小腿外侧感觉障碍;第1骶神经根受损,足外侧及小趾感觉障碍）。直腿抬高试验阳性,直腿抬高加强试验阳性。

（3）CT表现：① 腰椎间盘膨出：在椎体边缘以外,有一圈低密度的软组织影。其后缘正中直或轻度后凸,但不压迫神经根的硬膜囊。② 髓核向后侧或外后侧突出：在椎体后缘正中或后外侧,有形态不规则的一团中密度影,其基底部与椎间盘相延续,有时可见突出物钙化。③ 椎管内游离体：有时可在椎管内发现团块状中密度影,且其不与椎间盘相接连。此团影可能是突出后破碎的椎间盘,在椎管内形成游离体。④ 硬膜囊及神经根受压或移位：椎间盘与硬膜囊之间的脂肪层消失,硬膜囊受压变扁,神经根消失或移位。⑤ 其他征象：或可看到腰椎管狭窄、黄韧带肥厚、侧隐窝狭窄、关节突增生退变等诸多征象。

（4）MRI表现：腰突症患者由于髓核脱水退变,使其MRI信号减弱。在矢状位片中,髓核的大小、形态及信号强弱均可以得到清楚的反映。在正常情况下,髓核的后缘应不超过相应的核体的边缘,其信号强度均匀。当椎间盘发生退变而突出时,MRI信号将减弱。信号的强度越低,表示椎间盘的退变程度越重。

在退变较轻时,髓核表现为MRI信号强度减弱,伴有椎间盘向前或向后均匀膨出,但一般不超出椎体后缘,且边缘比较光滑。进而,随着退行性变的加重,在矢状位上可以看到髓核MRI信号进一步降低,椎间隙变窄,椎间盘向后突出超出椎体后缘。在有些患者的矢状位像上可以看到脊柱后方的脂肪白线受压中断。当MRI及CT均能显示与症状体征相对应的椎间盘突出,则可明确诊断。

▶ 65. 腰突症各型临床表现有何不同

腰椎间盘突出时,突出物主要向后外侧或向后突出引起临床症状和体征。

因此,根据突出位置关系主要分为2型。

(1)旁侧型:髓核向后外侧突出,主要压迫脊神经根而引起相应的症状和体征。当突出物压迫在神经根的外前方叫"根肩型",会出现根性放射痛和脊柱向健侧弯、向患侧突。患者走或站立呈现"弯腰翘臀"的痛苦表现,这是患者自我保护尽量减轻疼痛的本能姿态。压迫在神经根的内前方为"根腋型",会出现根性放射痛和脊柱向患侧弯、向健侧突。还有一种为"根前型",突出物压迫在神经根的正前方,挤压神经根向后方,引起严重的根性放射痛。此型不因为脊柱的侧弯而减轻症状,故患者无脊柱侧弯的体征。

(2)中央型:髓核向正后方突出。根据突出范围大小及进入椎管挤压硬膜囊的程度,压迫腰骶神经根是单侧还是双侧,以及马尾神经受压程度,患者可能有不同范围、不同程度的瘫痪,以及大、小便功能障碍。仅压迫马尾神经时表现为大、小便失控和会阴区域麻木感。

▶ 66. 椎间盘源性腰痛有哪些临床表现

患者可表现为反复发作的下腰痛和下肢痛,下腰痛常为第4腰椎、第5腰椎、第1骶椎棘间、髂后、腹股沟、股前、股后、大转子等处的自发胀痛,下肢痛最远不超过膝部。

患者常无明显腰部外伤史。椎间盘源性腰痛患者多在咳嗽、打喷嚏等腹压增加时疼痛加剧,腰前屈、弯腰搬重物或远距离行走、久坐后症状加重,平卧休息后腰痛缓解。

▶ 67. 椎间盘源性腰痛的诊断标准是什么

目前,医学界关于椎间盘源性腰痛的诊断标准尚存争议。一般认为,椎间盘源性腰痛的诊断包括临床表现、相应体征以及辅助检查这3个方面。患者可表现为反复发作的腰痛和下肢痛,且无明显腰部外伤史。椎间盘源性腰痛多在腹压增加时加剧。

神经系统检查通常是正常的,偶有感觉障碍。影像学检查主要表现包括：① MRI 是盘源性腰痛较特异性的检查,表现为在 MRI T2 加权像上病变椎间盘呈低信号改变,称为"黑间盘";椎间盘后缘在 MRI T2 加权像上表现有高信号区(HIZ);② 终板的退变改变,表现为腰椎终板或终板下骨质在 MRI 上信号的改变;③ 椎间盘造影通过向椎间盘内注射 X 线造影剂来获得诊断所需的信息。形态方面表现为退行性改变;更有价值的是临床方面的,如椎间盘造影后即可诱发出相应的疼痛症状,即椎间盘造影试验阳性。

▶ 68. 有腰腿痛就一定是患了腰突症吗

腰腿痛是一组症状,其常见的原因有:① 急性或慢性损伤:腰部或腿部肌肉、筋膜、韧带、椎间小关节的急性或慢性损伤、脊柱骨折或错位、椎间盘损伤等;② 退行性变:脊柱骨关节病、老年性骨质疏松症、椎间盘退行性变、椎管狭窄等;③ 先天性发育不良:脊柱隐性裂、椎体或附件畸形、脊柱滑脱症、髋关节畸形、股骨头先天性发育畸形、膝骨骺分离、膝软骨发育不全、膝关节屈曲畸形等;④ 炎性变:脊柱结核、强直性脊柱炎、风湿性纤维组织炎或肌筋膜炎、类风湿性关节炎、骶髂关节炎、膝关节炎等;⑤ 功能性缺陷:姿势不良、妊娠、扁平足、下肢不等长或臀部肌力不足等;⑥ 内脏疾病:泌尿及生殖器官疾病、肝病等;⑦ 肿瘤:原发性骨肿瘤、转移性骨肿瘤、神经肿瘤等;⑧ 其他:过度肥胖、血液疾病、内分泌失调、精神因素、床褥的影响等。

因此,有腰腿痛症状的患者不一定有椎间盘突出。由于许多疾病都能引起腰腿痛症状,这些疾病的鉴别需要有丰富骨科临床经验的医师才能做出,所以,诊断腰突症要慎重。

▶ 69. 没有腰腿痛就一定不是腰突症吗

绝大多数腰突症患者的主要症状都表现为腰腿痛,但是还有一部分患者由于突出的椎间盘位置关系,临床上不出现腰腿痛,椎间盘刺激本体感觉和触觉纤维,引起下肢麻木。还有一部分患者的椎间盘由椎管中央突出,仅表现为会阴区麻木、排便无力或不能控制,男性可能出现性功能障碍,女性则可能有尿潴留。

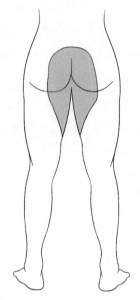

马尾综合征示意图
(灰色区域为患者感觉麻木区域)

▶ 70. 高位腰椎间盘突出有什么特点

第 1 腰椎、第 2 腰椎、第 3 腰椎间隙的腰椎间盘突出称为高位椎间盘突出。有高位椎间盘突出的患者会出现神经根支配的下腹部腹股沟区或大腿前内侧疼痛,膝关节及髋关节的肌力受累及,膝反射可能消失或减退。

这些"腰腿痛"有时很像腰突症

▶ 71. 腰腿痛和"风湿"有什么关系

一般常说的风湿,大部分是中医概念中的风湿,是指人体经受风、寒、湿邪,导致周身关节酸痛、怕冷、活动不灵活的一类病症的统称。从西医的角度讲,这类病症包括风湿性关节炎、类风湿疾病、风湿性疾病等。

风湿性关节炎是风湿热的一种,是指多发于青少年受细菌感染后与自身免疫反应有关的全身性疾病。累及的关节以膝、髋等大关节为主,游走性发作,持续时间不长,发作时表现为关节红、肿、热、痛,活动受限,治愈后很少复发,不遗留畸形。

类风湿疾病是多发生于中年女性的一类自身免疫性疾病,不知不觉起病,多对称地发生在小关节,如手的指间关节等。常反复发作,发作表现为晨起僵硬、肿胀、活动困难,难以治愈,会遗留关节畸形。

风湿性疾病是一类自身免疫性疾病的总称,包括强直性脊柱炎、风湿性关节炎、红斑狼疮等,表现形式也多种多样,累及全身多种器官和多个系统。具体各病的病因和治疗方法并不相同。

被诊断为风湿后一定要弄清楚具体是何种风湿,是中医还是西医的概念,在医师的指导下进行规范的治疗。不可道听途说、轻信广告,如有不清楚应及时询问专业医师。

▶ 72. 急性腰扭伤和腰突症有什么区别

急性腰扭伤与腰椎间盘突出症的鉴别诊断

鉴 别 要 点	腰 肌 扭 伤	腰椎间盘突出症
外伤史	明确	可有或无明显的外伤史
压痛点	固定/明显	不固定/椎旁处较多
屈颈试验	阴性	阳性较多
直腿抬高试验	阴性或弱阳性	阳性
腰肌痉挛	有	多无
痛点封闭	有效	多无效
传导叩击痛	多无	明显

急性腰扭伤治疗不当迁延而成为慢性腰肌劳损,其与腰突症的鉴别诊断同急性腰扭伤。

▶ 73. 如何治疗姿势性腰痛

姿势性腰痛是指由于工作、学习中姿势不良,导致腰背部的筋膜肌肉处于紧张状态,受力不平衡,从而引起腰背部筋膜肌肉慢性劳损而产生的慢性腰背部疼痛。

人体的脊柱有 4 个生理弯曲,可以达到减轻震荡、保护内脏的目的,附着在脊柱上的肌肉则负责维持身体姿态,而腰背部筋膜在腰背部肌肉之间,起到稳定、平衡的作用。长时间不正确的姿势会导致腰背部区域力学失衡,腰椎生理前突消失,曲度变直,加速腰椎退变,引起腰背部筋膜炎症,从而加重腰部疼痛。

治疗的关键在于预防,只要腰部力学结构处于平衡状态,并加强肌肉和筋膜锻炼,一般可避免疾病的发生。维持良好的姿势,避免长时间处于相同的不良姿势。在工作学习过程中,经常站起来活动锻炼,从而达到放松肌肉、缓解疲劳的目的。加强腰背部肌肉的锻炼，比如经常进行仰卧抬腹练习，具体方法是仰卧位，四肢屈曲，以双足、两肘关节四点为支撑，将腹部弓形抬高，从而达到锻炼腰背部肌肉的目的。

▶ 74. 重体力劳动者易患的骶髂关节劳损

骶髂关节劳损患者一般为重体力劳动者，其症状主要表现为持续性、弥漫性的腰痛，以腰骶部为最重；脊椎活动一般不受限，压痛点位于骶髂关节附近，有腰肌痉挛，直腿抬高试验阴性，无传导叩击痛，卧床休息后可以好转，X线片常无异常发现；痛点局部封闭有效。而椎间盘突出的腰痛位于第4腰椎、第5腰椎及第5腰椎、第1骶椎间隙旁，脊柱活动受限，叩击痛点时可伴有放射性坐骨神经痛，X线片可见相应椎间隙狭窄。

▶ 75. 无严重并发症的腰背部筋膜炎

腰背部筋膜炎是一种可以引起腰背部疼痛的慢性疾病，其实质是将腰背部肌肉包裹起来的筋膜纤维炎症，病因包括腰背部肌肉筋膜的劳损、弹性减退或纤维素的粘连。常与腰椎间盘突出引起的下腰痛混淆起来。

腰背部筋膜炎患者多诉腰背部、臀部弥漫性疼痛，晨起时疼痛剧烈，轻度活动可减轻，重度活动后疼痛加重。体检时腰背部可有大小不等结节或纤维条索感。与腰突症不同的是，该病常有明确的诱因，如寒冷、潮湿或过度劳累等，发作后持续数日或数周可自行缓解，但易复发，无严重并发症或后遗症，不会出现下肢根性痛或神经损害症状。X线片上无异常发现。局部封闭治疗后局部疼痛可减轻或者消失。

▶ 76. 也可出现放射痛的腰椎结核

腰椎结核可发生于任何年龄，患者常有其他部位的结核病史，如肺结核、肠结核等。除了结核病的全身中毒症状如午后低热、体重减轻、盗汗和消瘦等以外，还出现放射痛，大多沿腰神经丛放射到大腿前方，偶尔牵涉到腿后侧，易与椎间盘突出相混淆。

体格检查可见腰部保护性强直，后期腰背部出现后凸畸形，髂部或腰三角处能扪及寒性脓肿。正常人可弯腰拾物，而有腰椎结核的患者因不能弯腰而在捡物时只能屈髋、屈膝，一手扶膝，另一手去拾地上的东西，称之为拾物试验阳性。如果有死骨形成突入椎管，压迫神经，可能出现相应的神经体征，仅仅依靠病史或体检难与腰突症鉴别。

实验室检查可发现血沉增快、结核菌素试验呈阳性表现。X 线片示早期征象椎间隙变窄、骨质疏松，后期椎体相邻缘破坏，腰大肌影增宽或边缘不清，MRI 可显示腰大肌脓肿。病变的椎体与正常的椎体相比，CT 片上可有死骨形成，同时可有溶骨或骨破坏。腰椎结核给予抗结核药治疗后症状会缓解，脓肿会局限甚至消失。而腰突症主要发生于青壮年，没有结核中毒症状，拾物试验阴性。CT 及 MRI 检查无椎体信号的改变，无溶骨，无骨破坏的表现。结核菌素试验阴性，血沉正常。典型患者及后期患者通过系统检查不难与椎间盘突出症鉴别。但早期的腰椎结核患者由于影像学上未出现典型的表现，有时会与腰突症的不典型患者混淆。

▶ 77. 多以神经根痛首发的椎管内肿瘤

椎管内肿瘤以神经根性痛为首发症状者多达 57.5%，可表现为腰痛或腰腿痛，类似于腰突症的临床表现。椎管内肿瘤多呈典型的慢性渐进性起病，表现为长传导束障碍，足部发麻，运动时下肢无力或间歇性跛行。肿瘤进行性生长，其症状进行性加重，不因休息而缓解。足部麻木亦由下而上发展至腿部甚至对侧下肢，最终可导致马尾神经功能障碍。

临床检查多无脊柱畸形，压痛不明显，直腿抬高试验不典型。运动、感觉、反射障碍往往不局限于单一神经根支配区。在 X 线片侧位片上可发现椎间孔扩大，椎间隙正常，在 CT 上椎管内肿瘤与椎间盘突出难以鉴别，MRI 可以明确诊断。

▶ 78. 可能毫无症状的腰椎滑脱

一个腰椎的椎体相对于邻近的腰椎向前滑移,称为腰椎滑脱。其原因可能为腰椎椎弓根先天性薄弱而发生疲劳骨折或外伤骨折不连接等。患者可以没有任何症状,仅仅在摄片时发现;也可能会出现如腰痛、下肢疼痛、麻木、无力,甚至大小便异常等症状。滑脱较重的患者可能会出现腰部凹陷,腹部前凸,甚至躯干缩短;走路时出现摇摆,甚至间歇性跛行。一般平躺休息后疼痛或麻木可以好转。常规 X 线片可见腰椎椎体向前滑脱,斜位片可见椎弓根断裂,通常不难与腰突症鉴别。发生于中老年的退变性腰椎滑脱常伴有腰椎管狭窄,多需手术治疗。

▶ 79. 腰椎管狭窄症与腰突症的区别

腰椎管狭窄症与腰突症的主要区别是以下四点。

(1)两者都有腰腿痛,但前者以行走痛为主,卧床时可缓解。

(2)腰突症有间歇性跛行者相对较少,且不如前者典型。

(3)腰突症可有明显的脊柱侧突畸形,而腰椎管狭窄症一般没有脊柱侧突畸形。

(4)腰椎管狭窄症症状多而重,体征少而轻,症状体征不成比例;腰突症症状与体征基本相符。

两病的诊断需借助 X 线片、CT 检查进行鉴别。

▶ 80. 梨状肌综合征与腰突症有什么不同

梨状肌综合征与腰突症在某些方面相似,最主要的共同点是均有坐骨神经痛和跛行。但是,两者也有诸多不同点。

(1)受伤机制不同:梨状肌综合征常为髋关节扭闪拉伤;而腰突症常无明显外伤史。

（2）症状不同：梨状肌综合征疼痛集中在臀部，并由此沿坐骨神经向下肢放散；腰突症是腰痛及下肢痛，放射的起点在腰部而不在臀部。

（3）压痛点不同：梨状肌综合征压痛在臀部及沿坐骨神经干走行，并可触及呈条索状的梨状肌水肿、痉挛，腰部无压痛；腰突症压痛点主要在腰骶部棘突间或某一棘突间旁开 1～1.5 厘米处。

（4）直腿抬高试验的区别：梨状肌综合征直腿抬高在 60 度以内疼痛明显，超过 60 度疼痛则减轻，踝关节背伸加强试验阴性；腰突症直腿抬高常常不能超越 60 度，踝关节背伸加强试验阳性。

（5）腰突症在 CT 和 MRI 上有相应的表现；而梨状肌综合征常阴性。

（6）梨状肌综合征在痛点做局部封闭，封闭后可起到立竿见影的效果；而腰突症无明显变化。

在临床实践中，偶见有两病同时存在者，须认真仔细鉴别。

▶ 81. 强直性脊柱炎早期类似腰突症

强直性脊柱炎早期可表现为与腰突症类似的腰腿痛症状，以下特点有利于鉴别：慢性腰背痛；隐匿发生；20～40 岁男性发病多见；有家族史；活动和锻炼后疼痛缓解；缺乏感觉及运动障碍；红细胞沉降率（血沉）增快，类风湿因子增高，组织相容性抗原 B27（HLAB27）阳性；X 线片检查发现骶髂关节增宽，边缘呈锯齿状。

▶ 82. 骨质疏松也会导致腰背痛

骨质疏松主要发生在绝经期后妇女及老年人，主要表现为腰背痛，坐或躺的时间长会加重，常常以夜间和清晨最为明显。没有固定的疼痛部位，也没有麻木、走路不稳等神经系统损害的表现，不伴有放射性坐骨神经痛，休息后疼痛无明显好转，不伴有腰神经根的定位症状及体征。

服用抗骨质疏松药后疼痛可以缓解，其 X 线片上骨皮质变薄，骨小梁变稀疏。进行骨密度测定可以明确诊断。

▶ 83. 脊神经后支综合征的腰腿痛有什么特点

脊神经后支由脊神经发出,长 0.5～1 厘米,某脊神经后支主干受刺激时可引起下方远隔部位的牵涉痛,将此神经主干封闭,所有症状均消失。由于脊神经后支起始部及分叉部较固定,当脊椎骨折、椎间盘退变或术后等致椎体间相对位置改变,脊柱运动时易受牵拉伤。临床表现为急性或慢性腰痛,可伴有大腿痛,但不会超过膝关节,无感觉、运动和反射异常。痛区上方 2～3 节段同侧横突根部压痛。

▶ 84. 有些隐性脊柱裂可有腰腿痛

脊柱裂较为常见,多位于第 1 骶椎和第 2 骶椎及第 5 腰椎处。主要是胚胎期软骨中心或成骨中心发育障碍,双侧椎弓在后部不相融合而形成宽窄不一的裂隙,单纯骨性裂隙者称为隐性脊柱裂。隐性脊柱裂一般在临床上没有主诉、症状,有些特殊类型的隐性脊柱裂可能会因为腰肌和韧带附着点的异常而容易出现腰肌劳损,及下肢神经放射痛症状,可与腰突症相混淆,明确诊断需行 X 线片检查。

▶ 85. 伏案者易患的腰棘上、棘间韧带劳损

棘上、棘间韧带损伤的患者主要是长期埋头弯腰工作者。因为不注意改变姿势,脊柱长期保持前倾前屈体位,使棘上、棘间韧带经常处于紧张状态而产生积累性损伤,如撕裂、出血及渗出。临床上无明显外伤史,腰痛长期不愈,损伤韧带处棘突或棘间有压痛、无红肿。局部封闭治疗后症状可明显好转。

▶ 86. 常被误诊为腰突症的脊髓血管畸形

脊髓血管畸形中最常见的为硬脊膜动静脉瘘。血管的异常可使脊髓局部

受压缺血变性，可导致运动、感觉、反射及括约肌控制的异常，患者可表现为肌肉无力、萎缩、行走障碍。而腰椎间盘突出以放射痛为主要症状，一般肌力变化小，行走困难因疼痛而非无力，明显的肌肉萎缩较少，更不会见到踝阵挛及足下垂内翻。

硬脊膜动静脉瘘尚有下腹或腹股沟以下痛觉明显减退，并有位置觉的障碍。而腰突症患者痛觉减退一般局限在足背及小腿，范围小、程度轻。腰突症除马尾受压者外，括约肌障碍少见。做脊柱 MRI 增强检查，选择性脊髓血管造影可明确诊断，确定病变部位及范围，对治疗具有指导意义。

▶ 87. 哪些内脏疾病可引起腰痛

腰突症是引起腰痛的主要原因，但并非所有腰痛都是由于腰突症所致，某些内脏疾病亦可引起腰痛。

可以引起腰痛的内脏疾病有消化系统疾患，如消化性溃疡、胰腺癌、结肠癌等；泌尿系统疾患，如肾盂肾炎、肾周围脓肿、肾结石、输尿管结石、肾结核、游走肾、前列腺炎等；其他如膈下脓肿、腹膜后肿瘤、某些内科急性传染病如流行性感冒等。此外，肾上腺、睾丸等器官的疾患也可引起腰痛。

内脏疾病引起腰痛的主要原因是：① 当内脏疾患的病变累及后腹膜和脊柱周围组织时，腰部可感到疼痛。例如腹膜后肿瘤、与腹后壁粘连的消化性溃疡、胰腺癌等所引起的腰痛，大多同时伴有腰背肌肉痉挛。② 通过感觉神经纤维传导引起腰痛，由于某些器官（如肾脏、输尿管、肾上腺、睾丸）的感觉神经纤维可经内脏下神经传至第 11、第 12 胸神经和第 1 腰神经后根，所以这些器官病变时，疼痛可反映在腰部，从而产生腰痛。

▶ 88. 妇科疾病所致的下腰痛是怎样的

许多女性患有子宫内膜炎、附件炎、子宫内膜异位症、盆腔肿瘤、子宫脱垂等疾病，也常会有下腰痛症状，但这种下腰痛与腰突症引起的腰痛是有区别的。

妇科疾病引起的疼痛部位较为局限,一般常位于腰骶部,很少有下肢症状。妇科疾病引起的疼痛性质一般为钝痛,无明显的放射性疼痛。下腰痛的发作与月经期或原发的妇科疾患有密切关系,如子宫内膜异位症患者,在月经来潮时出现下腰痛症状。除下腰痛症状外,还有妇科疾病临床表现,如下腹部胀痛、坠痛、白带增多、痛经、月经不规则等症状。

▶ 89. 椎体缘离断症与腰突症有关吗

椎体缘离断症是椎体后缘骨质与椎体部分或全部离断,其基本病理变化是椎体软骨板破裂或软骨结节变异并突入椎管,致中央管或神经根管狭窄,可单独也可合并突出的腰椎间盘组织挤压硬膜囊及神经根而引起腰腿痛症状。不同年龄均可发病,但以25岁以下年轻人群发病较为常见,尤其是年轻的运动员;男性患者更为多见。椎体缘离断症在临床诊断上并不多见,通常有较长时间的腰痛病史,随后出现臀部及下肢疼痛,腰部活动受限,间歇性跛行,其临床症状与椎间盘突出、椎管狭窄的症状和体征相似,但其临床症状通常较单纯的椎间盘突出更为严重。

X线片的检出率不高,通常无法进行诊断;CT对本病有较高的诊断价值,CT可清晰显示椎体后缘游离骨块突入椎管,其离断类型及与突出髓核的关系,可与单纯椎间盘突出相鉴别。由于其特殊的病理特征,椎体缘离断症患者保守治疗常常无效,手术治疗被广泛认可。值得注意的是一旦椎体缘离断症确诊,不宜采用牵引推拿等物理治疗,否则使病情加重。

▶ 90. 颈腰综合征有哪些临床表现

腰突症患者常在叙述腰背痛及坐骨神经痛的同时提起有颈项疼痛的症状。这种疼痛常是因为颈椎间盘退变及其继发性改变刺激或压迫脊髓和神经组织,引起颈椎病的症状。当压迫颈神经根时,表现为相应节段的神经干性痛或丛性痛,同时有感觉障碍、感觉减弱和感觉过敏等。神经支配区域的肌力减退、肌肉萎缩,以大小鱼际肌和骨间肌为明显;上肢腱反射减弱或消失。脊神经根背膜的窦椎神经末梢受到刺激时出现颈项痛。当颈椎间盘和骨赘压迫神经根时，则有明显的颈项痛和上肢痛。当压迫脊髓时患者出现上肢或下肢麻木无力、僵硬，双足踩棉花感，脚尖不能离地，触觉障碍，胸部有束带感，双手精细动作笨拙，夹东西、写字颤抖，手里拿的东西经常掉下来。在后期可能出现尿频或排尿、排便困难等功能障碍。

这些特殊的腰突症必须要了解

■
■
■

▶ 91. 儿童和少年腰突症有何特点

儿童和少年腰突症在临床上较为少见,占所有腰突症病例的 $0.4\%\sim$ 1.3%。在致病因素、病理改变及临床症状体征上均与成人腰突症有所不同。

(1) 病因病理方面:成年人是在椎间盘退变的内因基础上,由急性外伤或慢性劳损而诱发,或没有明显诱因、不知不觉地隐匿渐进性发病;而儿童和少年腰突症纯属外伤暴力所致,所有病例都有明显的、严重的外伤史,伤后即出现腰腿疼痛等症状。中小学生在举重、体操、跳高、跳远、摔跤等体育运动及一些较高难度的舞蹈、杂技的训练过程中,腰部发生严重的扭伤,使椎间盘发生损伤,甚至造成椎体后缘骨骺离断。可能表现为纤维环部分撕裂甚至完全破裂而使髓核脱出,但实际上此现象并不多见。术中所见椎间盘的改变多数为明显的膨出,少数呈丘状突起,而很难见到椎间盘纤维环完全性破裂,纤维环和髓核一般均保持完整。通过组织学检查,没有组织退变的表现。

(2) 症状体征方面:自觉症状少而轻,客观体征多而显著。症状主要是腰腿疼痛,并以坐骨神经痛为主。有的患者可只有腰痛,也有的仅有腿痛,有的患者则完全没有疼痛,很少有剧烈的疼痛。但是所有的儿童和少年腰突症患者,均有明显的体征。脊柱表现为严重的侧弯后弓、上体侧前倾。骶棘肌痉挛,腰椎功能受限,无明显的局限性压痛。直腿抬高试验阳性,多在 30 度以下,甚至有的足跟抬起离床面不足 20 厘米;少数患者健腿抬高明显受限却无放射性疼痛,有一种僵硬感。神经系统检查,包括感觉分布区的障碍、反射的改变等均轻微或无明显改变。造成以上症状少而轻、体征重而多的原因是儿童与少年身体柔韧性较好,通过肌肉痉挛来维持明显的畸形,从而有效地避开了突出物对神经根的挤压刺激作用。

▶ 92. 什么是老年型腰突症

老年型腰突症患者占骨科门诊总量的 10% 左右,明显低于青壮年。其原因是老年人的椎间盘与腰椎都有明显退变,腰椎结构对椎间盘的退变已经适应,老年人运动量较少,负重量有所下降,扭伤概率减少。因此,老年人患腰突症的概率随年龄增长而减少。老年型腰突症一般症状较轻,常表现为腰部隐痛,以酸痛不适为主,活动轻度受限,伴有一侧下肢放射疼、麻木,一般不涉及整个下肢。

老年人身体情况较为复杂,常伴有骨质疏松、糖尿病、高血压、心脏病和前列腺增生等,手术风险较大,手术宜慎重。在大医院里,科室齐全,技术力量雄厚,手术医师和麻醉医师经验丰富,故安全性有很大的保障。经保守治疗无效的患者,手术仍然是一种理想的选择。

▶ 93. 什么是极外侧型腰突症

极外侧型腰突症是指突出物位于侧隐窝外侧、椎间孔及椎间孔外的腰椎间盘突出。突出的椎间盘压迫的是同一节段的神经根,而引起相应的症状体征。诊断上容易与上位椎间盘突出相混淆,导致术中的定位错误。如术前未能明确诊断而按普通腰突症常规手术,一般很难发现椎间盘突出的确切位置。

极外侧型腰突症发生于第 4 腰椎、第 5 腰椎最为多见,第 3 腰椎、第 4 腰椎次之,多发生在 50 岁以上的患者。临床表现有下肢痛和下肢感觉障碍,椎旁肌肉痉挛,脊柱活动受限,股神经牵拉试验阳性及膝腱反射减弱或消失。突出椎体旁以放射痛为主,腰前屈、后仰时症状不加重而侧弯时加重。股神经牵拉可引起疼痛。

极外侧型腰椎间盘突出症的诊断主要依靠 CT 和 MRI 检查。当患者症状严重和体征明显,CT 和 MRI 检查在椎管内未发现异常时,应注意观察在椎间孔处和椎间孔外有无椎间盘突出,同时依据影像学异常对照临床表现作出诊断。

▶ 94. 什么是多节段腰突症

本病的总体发病率较低,一般为单发。从检查来看,均可表现为相同部位的腰背痛和坐骨神经痛,难以判断是一个或是多个椎间盘突出,但如果检查时神经感觉、运动障碍广泛,则多发突出的可能性大。影像学检查对于多节段腰突症的诊断有重要的意义,CT 结合 MRI 是首选的检查方案。

国内仅处理椎间盘突出产生症状的椎间隙,而国外多常规探查两个椎间隙。如果发现 2 个椎间盘突出,在术前难以确定究竟是哪个间隙引起患者的症状,手术应将 2 个椎间盘都切除。

▶ 95. 腓总神经麻痹与腰突症有什么关系

腓总神经麻痹与其解剖特点有着密切的关系。腓总神经是坐骨神经的一个分支,在腘窝部从后侧紧贴腓骨头绕向前下方走行,由于该处神经位置浅表,内侧为腓骨头的硬性衬托,外无丰厚的软组织保护,因而常易在此部位造成损伤。引起损伤的原因有:腓骨头部位的撞击伤;腓骨头骨折;骨折后移位及骨痂和周围软组织粘连的刺激和压迫;石膏压板及局部应用止血带的压迫;麻醉、昏迷和小腿活动障碍时,小腿置于硬物上时间过长;最常见的原因是蹲位工作时,膝关节强力屈曲,大腿压于小腿后方,从而造成腓总神经的血运障碍及直接压迫而发生功能障碍。

腓总神经有腓深和腓浅神经两个分支。前者支配胫前肌、趾长短伸肌和长短伸肌,有使足背伸的作用。如该神经受损,则足不能跷起,形成了足下垂。而后者支配腓骨肌,有使足外翻的作用。该神经受损时,足的外翻功能障碍。

此外，尚有步态拖曳、小腿前外侧和足背感觉障碍等表现，病程长者可有胫骨前肌肉萎缩。上述病症常被称为自体压迫性腓总神经麻痹。其他疾病如腰突症等，压迫相应神经根亦可引起与腓总神经麻痹相类似的症状，但要注意，病因上两者之间存在本质的不同，即神经压迫部位和原因不同，因此两者的治疗相差甚远，在诊断过程中应加以鉴别区分。

自体压迫性腓总神经麻痹多能恢复，但要早期治疗，并注意保护麻痹的肌肉，可穿矫形鞋等。劳动时应尽量减少下蹲时间，如必须下蹲则应左右侧交替，以免腓总神经长时间受压而发生麻痹。

第五讲

保守治疗

不想开刀怎么办

保守治疗能根治腰突症吗

▪
▪
▪
▪

▶ 96. 腰突症能否根治

腰突症患者在诊断明确之后,医师会根据患者病情的不同选择不同的治疗方法,制订正规方案,患者在医师的周密计划、恰当安排下,经过循序渐进的正规的手术治疗或非手术治疗,完全可以治愈。治疗应从缓解症状、治愈直到康复,不同的病理类型、不同的发病阶段应采取不同的治疗措施,千万不可操之过急。在治疗的过程中要根据病情的变化进行及时调整,以达到彻底治愈之目的,避免加重病情,浪费时间,增加患者的痛苦和经济、社会负担。患者自己亦应该积极配合医师治疗,调整好自己的心理状态,对疾病既不指望一蹴而就,也不应该听之任之,及时就医、明确诊断、正规治疗、积极康复、防止复发是能否根治的关键。

▶ 97. 非手术治疗腰突症有些什么方法

非手术疗法是治疗腰突症的基本方法,对医师也提出了更高的要求,不仅要全面询问病史、仔细检查身体和认真参照相关辅助检查,同时要对疾病有一个较全面的了解和掌握。医生不仅要采取恰当的疗法,还要指导患者进行正确的康复锻炼,更要详细了解患者的心理状况,尤其是对长期患病或有心理恐惧的患者,要让其放下思想包袱,主动积极地配合治疗,才能够取得良好的治疗效果。

其主要疗法有:① 卧床休息;② 牵引治疗;③ 推拿按摩治疗;④ 物理治疗;⑤ 消炎镇痛药物的治疗,主要有塞来昔布、双氯芬酸钠等,此类药物适合于大多数患者,但少数患者有胃肠道反应等不良反应,如恶心、呕吐、胃痛、腹泻等,有消化道溃疡的患者慎用或禁用;⑥ 减轻神经根水肿药物的应用,如甘露醇、激素等,这类药物的消炎镇痛作用非常突出,在腰突症急性发作期尤其明显,但甘露醇对肾功能不全者慎用,激素在停止用药后容易出现症状反跳现象;⑦ 神经营养药物的应用,如 B 族维生素、甲钴胺等。

▶ 98. 保守治疗一定有效吗

保守治疗通俗来讲就是指非手术治疗,包括卧床休息、吃药、牵引等方法。相对于手术治疗来说,保守治疗代价小、费用低,对于较轻的或者初发的患者效果不错,但是保守治疗过程当中有一些要注意的地方。

(1) 不进行手术治疗并不代表就可以不去看医师了,相反,只有在医师的指导下进行正规的保守治疗才能够选择适合的保守治疗方式,取得相应的疗效,一定要选择正规的医院,有资质的医师。

(2) 如同手术治疗有适应证一样,保守治疗也有相应适合的人群,一般来说,对于突出较大、时间较长的患者,并不适合保守治疗。

(3) 牵引治疗是有一定风险的,可导致症状加重,行牵引治疗一定要在医师的指导下进行,而且并不是所有患者都适合。

(4) 如果保守治疗过程中症状突然加重,一定要及时去医院就诊,因为这很可能是病情有了变化,不能一味保守治疗,要根据病情的不同阶段、不同表现选择最适合的方式。

▶ 99. 哪些患者适合非手术治疗

每个患者的病情、病理、发作的时间不同,适合的治疗方法也不同,每一种疗法都有其适应证,适应证掌握得是否得当,关系到腰突症治疗效果和预后,非手术治疗的适应证是:① 初次发作、病程较短的患者;② 病程虽长,但症状、体征较轻,经过休息后症状能够自行缓解的患者;③ 经过 CT 或者 MRI 等辅助检查发现椎间盘突出程度较小的患者;④ 经过 X 线、CT 或者 MRI 等辅助检查发现椎间盘无钙化,且无合并有椎管狭窄的患者;⑤ 年龄较大,不能够耐受手术或者已经不参加体力劳动的老年患者;⑥ 由于全身疾病或者局部皮肤等疾病不能够实施手术的患者;⑦ 临床症状、体征与特殊检查不符,难以用某一个节段椎间盘突出解释的患者;⑧ 不同意手术的患者。

　　非手术治疗是治疗腰椎间盘突出症的基本疗法,创伤小或者没有创伤,经济花费少,患者容易接受,在适应证选择正确的情况下,非手术疗法的治疗效果也是肯定的,有 80%～85% 腰椎间盘突出症患者可以通过非手术疗法治愈。但在进行非手术治疗前,应当首先听取医师的意见,并且在治疗过程中应注意病情的发展变化,如果症状、体征发生了明显变化,应当及时就诊检查,听取医师意见。

　　临床上常遇到有患者由于惧怕手术治疗,而一味坚持进行保守治疗,而错过最佳手术时机。因此,当病情有变化是患者应及时就诊,经过医师的检查和判断,发现已经不适合非手术疗法时,应该及时放弃非手术疗法,改用手术治疗,以免延误病情,错过最佳手术时机,造成神经不可逆的损伤。

▶ 100. 卧床休息有治疗效果吗

　　卧床休息是非手术治疗中非常重要的措施之一,它可以使椎间盘所承受的压力降低,有助于缓解突出髓核对神经根的压迫,减轻神经根水肿,对初次发作、症状、体征较轻者效果非常明显。当症状初次发作时,应当"绝对"卧床休息,"绝对"一词虽然不够科学,但值得强调的是:饮食、大小便均不应下床或坐起,这样才能收到良好的效果,当然卧床时间过长,缺乏必要的肌肉锻炼会导致肌肉萎缩,因此在症状、体征缓解后,应当进行适当的肌肉锻炼。大量临床实践证明,大多数具有腰腿痛症状,特别是病理类型为膨隆型的患者,卧床休息可以使疼痛症状明显减轻或逐步消失。

合并有呼吸、循环系统疾病,全身状况较差的患者,长期卧床后全身的血液循环速度变慢,容易引起下肢深静脉血栓形成、脱落,从而导致后果严重的心梗、脑梗。长期卧床亦可降低肺的通气量,使心肺功能差的患者易患肺部感染。因此,这类患者不宜长期卧床治疗。

另外,还应当注意的是:床不宜太软,也不宜太硬,应当宽大,有利于患者翻身,并防止褥疮发生。最好能够坚持持续卧床一段时间,持续 3 周或以上。卧床的姿势可以选择仰卧、侧卧、俯卧及跪卧等,主要以自感舒适为宜。患者在卧床时应当全身肌肉放松,可以口服放松肌肉的药物,也可以听听音乐、读读报刊等进行放松和休息,这样既有利于治疗,又可以愉悦身心。

▶ 101. 卧床休息与上班该如何取舍

如果条件允许,腰突症患者应当停止工作,绝对卧床,这样才能达到最佳治疗效果,提高疗效,尽早改善症状、恢复健康。只有早日康复,以健康的体魄投入工作,才能创造更大的经济效益。带病坚持工作,一方面对健康的恢复有害,另一方面也会影响工作效率。那些条件不允许的患者可以在医师的建议下,多采取一些积极的治疗方式,尽量缩短需要卧床的时间,争取早日回到工作岗位。

理疗和牵引没有那么神秘

▪
▪
▪

▶ 102. 什么是物理疗法

物理疗法是指应用自然界和人工的各种物理因素作用于机体以达到治疗和预防疾病目的的方法。它起源于公元前，在我国已有悠久的历史，近年来随着声、光、电、热、磁、机械、放射等方面技术的发展及与生理学有机的结合，越来越多的疗法相继问世。其基本作用机制为以下三点。

（1）消炎作用：通过物理因素，促进血液循环，改善局部组织的营养，增强网状细胞的吞噬功能，加速代谢产物的排泄和吸收，以起到消散炎症和缓解疼痛的作用。

（2）镇静作用：通过物理疗法使神经系统的兴奋性和传导性降低，增强了神经系统的抑制过程。

（3）兴奋作用：由于采用的方式或剂量差异，若干物理疗法又可对机体产生刺激作用，反射性增强神经系统的兴奋过程，降低其刺激阈值。

▶ 103. 常用的物理疗法有哪些

常用的物理疗法包括短波透热疗法、超短波疗法、红外线疗法、石蜡疗法、间动电流疗法、超刺激电流疗法、音频疗法、超声波疗法、医疗体育疗法等，患者可以根据自己的身体状况在医师的指导下选用。

▶ 104. 什么是牵引疗法

牵引疗法是通过牵拉肢体,主要是下肢,来减轻椎间盘所承受的压力,缓解突出髓核对神经根的压迫,减轻神经根水肿,给神经根一个休息和恢复的机会。它的作用机制为以下四点。

(1)牵引椎间盘,促使髓核不同程度地回纳:当进行牵引时,椎间盘的压力降低,椎间隙增大,后纵韧带紧张,有利于突出髓核不同程度的回纳,更重要的是改变突出髓核与神经根的相对位置关系,间断对椎间盘施加牵引力,椎间盘形成负压,可以起到类似回吸的作用,促进椎间盘回纳。

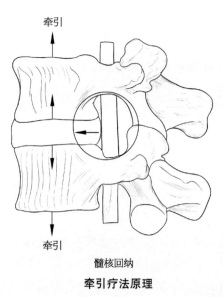

牵引

牵引

髓核回纳

牵引疗法原理

(2)促进炎症消退:腰椎间盘突出时,病变的椎间关节和周围韧带、肌肉及神经根充血水肿,出现炎症,牵引治疗可以使患者脊柱得以制动,减少脊柱运动对周围组织的刺激,有利于充血、水肿的消退和吸收。

(3)解除肌肉痉挛:腰椎间盘突出症发作时,疼痛为对患者刺激最大的症状,疼痛可以使腰背部肌肉痉挛、腰椎活动受限。间断使用牵引可解除肌肉痉挛,使紧张的肌肉得到舒张和放松,促进正常生理活动的恢复。

(4)解除腰椎小关节负荷:腰椎间盘突出时可伴有腰椎小关节功能紊乱或半脱位、滑膜嵌顿等,牵引治疗可以使小关节恢复正常的对合关系。

▶ 105. 常用的牵引方法有哪些

常用的牵引方法分为手法牵引和机械牵引。

手法牵引包括以下 2 种。

（1）悬吊牵引法：此法适用于青壮年男性患者。首先让患者站在小凳上，选择高矮合适的门框或单杠，患者双手攀住门框或单杠，然后双脚离开小凳，身体悬空，利用自身的体重进行牵引，进行时要注意安全。

（2）骨盆牵引法：此法简便、安全，患者可以在医师指导后自行完成，最好由医师定时巡视随访。患者卧硬板床，将骨盆牵引带系在骨盆上，最好将床尾垫高 20 厘米，使头低脚高，利用身体重量作为反牵引，每天上午、下午各 1 次，每次半小时到 1 小时，每 3 周为 1 个疗程。大多数患者在牵引的最初几天症状能够迅速减轻，如果前 3 天症状没有减轻甚至加重，则初步判定牵引治疗无效，就应停止；若前几天症状明显减轻后又出现停滞现象，则可适当增加牵引重量。

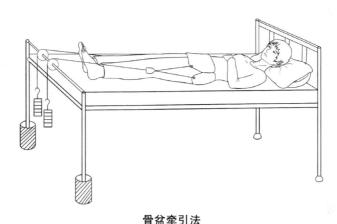

骨盆牵引法

机械牵引包括以下 2 种。

（1）自控脉冲牵引治疗床由床身、床面和操纵盘 3 部分组成，床身内装有电动机、油压系统和电器控制系统，床面分上半身和下半身，均可控制其来回滑动，上半身床面主要控制患者上半身做自动间断往返慢牵引及静力牵引，下半身床面主要控制患者下半身做脉冲牵引。

（2）振动牵引是在一般牵引床的基础上增加振动系统，治疗时患者将牵引带系好，胸部固定于床头，骨盆牵引带固定于床板下端，即可开始牵引，牵引力以患者能够承受程度为宜，在静止牵引 5～8 分钟后，可附加机械振动 2～3 分钟，休息片刻，然后放松牵引，再休息数分钟，1 周内可做 3 次，同时可结合一些推拿手法合并应用。

另外，还有自身重量牵引，此法需要特殊牵引床，包括上述机械辅助牵引，都应该在医院和医师指导下进行。

▶ 106. 为什么有些患者不能用牵引疗法

牵引疗法是治疗各种腰背痛，包括腰突症患者的一种行之有效并且安全的方法，极少出现严重并发症，但并非每个患者都适合牵引。行牵引治疗应当在医师的检查判断和相应指导下进行，以下几种情况不宜进行牵引治疗。

（1）诊断不明确，怀疑有腰椎破坏性疾病，如肿瘤、结核或化脓性疾病的患者，不宜用牵引治疗，因牵引可使这些疾病蔓延扩散。

（2）合并有呼吸、循环系统基础疾病，全身状况较差的患者，因牵引需长期卧床会导致患者的血液循环速度变慢，尤其容易引起下肢深静脉血栓形成、脱落，导致后果严重的心肌梗死、脑梗。长期卧床亦可使肺的通气量下降，容易患肺部感染。

（3）不能够耐受较长时间卧床，或卧床一段时间后发生褥疮、泌尿系统感染者。

（4）经确诊后可以进行牵引治疗，但牵引后即感症状加重，疼痛剧烈的患者。

▶ 107. 牵引重量越大、时间越长越好吗

牵引的重量不是越大治疗效果越好，太大有可能会导致肌肉拉伤，更有甚者会导致神经拉伤，越牵引病情反而更加恶化。牵引的重量应该按身体的重量及患者的病情、体质、肌肉发达的程度来计算，以骨盆牵引为例，一般双下肢每侧重量5～10千克，即以不使患者疼痛为标准。

牵引的时间应该根据病情的需要进行，并非时间越长越好。每天上午、下午各1次，每次半小时到1小时，每3周为1个疗程，1个疗程结束后若症状完全消失可以停止牵引，若有好转但未完全缓解可以再进行1个疗程，不宜超过

3个疗程,时间太长会导致肌肉萎缩、肺炎、褥疮、尿路感染等并发症。

▶ 108. 腰椎牵引治疗必须不停地跑医院吗

卧床休息是治疗腰突症的基础疗法,患者在进行推拿、牵引等保守治疗时,如果不停地往返于家和医院之间,会影响治疗的效果,可能费力不讨好。如果患者家附近有医院,那么可以去离家近的医院进行推拿、牵引。如果患者家离医院比较远,或者患者行动不是很方便,根据医师的指导在家中自行进行这些保守治疗。

腰椎骨盆牵引是一种在家中就可以操作的牵引方式。首先选用围绕腰部的牵引带,像束腰带一样扎紧后,把床脚抬高 10 厘米,每侧用 5～7.5 千克重物持续牵拉 3～4 周。这样可减少纤维环张力压迫、加大椎间孔,减轻对神经根压迫,以利于髓核的返纳。现在市场上能买到一种"便携式牵引床",它的原理很简单,就是使用一个手持泵产生牵引力,手持泵使装置的下半部分滑过一个无摩擦平面,人体的下半身随床移动,因此,牵引力非常有效,较小的压力经过骨盆韧带传送,牵引力正好集中在必要的地方。"便携式牵引床"使牵引在家中进行变得更加可行。

科学的牵引可以拉开椎间盘间隙而使膨出的髓核回纳。因此,经济情况一般的患者可在绝对休息 1 周后下床,就地取材,以双手吊住门框,两脚似着地而非着地,身体自然下垂、放松,每天早、晚各 1 次,每次 5～10 分钟。也可以躺在床上,双手握床头,脚尖尽量朝床尾处移动,每天 1～2 次,每次 10～20分钟。坚持 2 周以上,往往可使疼痛缓解。但如果疼痛未见缓解或者加重,应当及时就诊制定进一步治疗方案。因突出较大或碎片突出者,牵引会使症状加重,应慎重选择。

▶ 109. 家庭进行牵引疗法有哪些注意事项

牵引作为一种有效治疗腰突症的方法,一般都需要在医院和家庭进行。如果方法得当,医师更加推荐在家牵引,避免来回奔波,因为这种劳累会直接影响腰部受累,加重患者的症状。家庭牵引应当注意以下几点。

(1)由于家庭牵引一般均采用骨盆持续牵引法,所以患者需配齐骨盆牵引带、牵引绳、滑轮固定架及重物等,也可购买专用牵引衣或便携式牵引床。

(2)家庭牵引虽然简便易行、较为安全,但仍应在医师的指导下开展。牵引的姿势、重量、时间等都应遵医嘱进行。

(3)腰突症患者在牵引治疗时,原则上都需卧床。家中需准备硬板床或硬的席梦思床,以便保持拉力。若卧于软床上,则失去了牵引的作用,有时甚至会加重症状。牵引所用的牵引带必须合身,骨盆牵引带的拉力必须作用在髂骨翼上,并须保护骨突部,以防褥疮。

(4)牵引一段时间后,症状可能有所缓解,此时不应过早中止牵引,而应继续卧床结合牵引治疗,减少复发的可能。

(5)牵引一段时间后症状无明显改善者,应请医师及时帮助查明原因,采取相应的措施。

(6)患者牵引一段时间后如症状加重,应立即停止牵引,请医师做进一步的诊治。

(7)不适宜进行牵引治疗的患者,切不可在家中自行牵引。

▶ 110. 牵引疗法有哪些并发症

常见并发症有褥疮、皮肤挫伤,少见的有肌肉拉伤、神经拉伤。因牵引时需要较长时间卧床,使身体的一些骨性突出部位如骶尾部、髂后上棘等表面的皮肤受压缺血,坏死而发生褥疮。这种情况特别在一些身体瘦弱、抵抗力低下、周围血液循环比较差的患者容易发生。因此,在接受牵引治疗期间要注意经常翻身,加强营养和锻炼身体提高体质。

皮肤挫伤和肌肉神经拉伤一般都是由于牵引重量过大引起,因此牵引不可急于求成,要根据自身情况循序渐进。另外,在牵引的休息间歇时做一些适当的肌肉功能锻炼亦有明显好处,如进行下肢肌肉的收缩锻炼,直腿抬高或屈伸锻炼,上肢也可以进行伸展、扩胸等训练。

推拿按摩的疗效也很好

▶ 111. 推拿和按摩疗法的原理是什么

推拿和按摩疗法是祖国医学的瑰宝之一,在我国已有悠久的历史,最早可以追溯到新石器时代晚期(约公元前 2700 年)。中华祖先积累起来的推拿按摩经验,使这一起源于人类自卫防御本能的自发医疗行为,逐步发展为人类最早期的医学模式。

按照现代医学的研究认为,推拿按摩主要作用在于:① 促使病变部位皮肤的温度升高,毛细血管扩张,加速血液循环,改善局部缺血状态,促进病变组织的修复。② 加速淋巴流动速度,促进病变部位水肿吸收,对炎症渗出起到治疗作用。③ 加快血液循环速度,缓解肌肉紧张,解除痉挛,防止肢体废用性萎缩的发生。④ 不仅能够影响血浆中单胺类物质水平的高低,而且可以提高血清中内啡肽的含量,从而发挥镇痛作用。

▶ 112. 哪些患者适合用推拿按摩疗法

推拿按摩疗法是腰突症重要的辅助治疗措施,主要适用于急性发作经过治疗好转后的恢复治疗,或者初次发作,症状、体征不是非常严重,神经根症状不是很明显的患者,即腰椎间盘膨出及腰椎后关节紊乱型患者。脊柱结核和肿瘤患者,严重内脏疾病者,体质严重虚弱者,病变椎间融合或有骨桥形成者,孕妇,下肢瘫痪、大小便失控及脆骨病患者等均不适合推拿按摩治疗。

▶ 113. 急性发作的时候可以推拿吗

在腰突症急性发作的最初几天,患者的自觉症状十分严重,因此急切地寻求各种办法来获得缓解,其中也包括推拿疗法。但在腰突症的急性发作期,采用推拿疗法要十分小心。如果方法不得当,不但不会缓解病情,而且会加重疼痛,甚至引起其他危险。因为这时候神经根炎性充血水肿明显,如果推拿手法过重,不但会加重神经根的水肿,而且会使破裂的椎间盘释放更多的化学刺激性物质,加重受累的神经根或脊神经节发生炎症反应,使得疼痛更加严重。

这时应采取一个既简单又较为有效的措施来缓解症状,就是卧床休息。由于腰突症的发生、发展与负重和体重有一定的关系,即纤维环磨损、破裂之后,负重和体重的压力会使髓核突出,所以通过卧床休息,可消除体重对椎间盘的压力,并在很大程度上解除肌肉收缩和腰椎周围韧带的张力对椎间盘所造成的挤压,突出的髓核也就可随之脱水、缩小,使损伤的椎间盘尽早纤维化,使神经根的压力得以消除。此外,卧床休息可避免较大的弯腰及负重,从而消除了加重病情的"隐患"。

具体的休息方法根据腰腿痛的轻重、病程的长短而有所不同。一般初次发作、疼痛剧烈者,可用木板床,上铺厚垫,仰卧休息;疼痛较轻、病程较长者,可不必整日卧床休息,每天可短时间下床活动 2～3 次,活动时用腰围保护。在卧床休息的同时,可根据病情选择封闭、牵引等其他治疗。

▶ 114. 为什么推拿时有时会发生响声

正规的推拿有时会使腰椎小关节的位置发生轻微改变,此时有可能会发出响声,那是不要紧的,也不是有些推拿者所说的把突出椎间盘复位引起的响声。但当进行暴力推拿时,如果发生响声,并伴有腰部的疼痛或下肢麻木,应当及时到医院就诊。

▶ 115. 推拿疗法有没有并发症

正规科学的推拿疗法对腰突症治疗和康复有着非常重要的作用，一般没有什么并发症，但是非正规甚至是野蛮的推拿不仅不能够为患者缓解症状达到治疗的目的，反而存在出现韧带拉伤、骨折等并发症的风险，甚至有可能瘫痪。

这些药物疗法必须要知道

▶ **116. 各种治疗药物的作用如何**

治疗腰突症的药物主要分为以下几种。

(1) 消炎镇痛药物：包括甾体类药物和非甾体类药物，其机制是抑制椎间盘突出髓核释放的糖蛋白、局部产生的化学物质和自身免疫反应产生的无菌性炎症水肿。抑制肥大细胞分泌的组胺，增加白细胞环腺苷酸水平，有利于减轻炎症反应，降低血管通透性，减轻组织水肿及减少炎症介质对组织的刺激，达到缓解症状的目的。

(2) 减轻神经根水肿药物：如甘露醇、激素等，这类药物的消炎镇痛作用非常突出，前者主要是通过在局部造成渗透浓度差而减轻受压后神经根的水肿；后者则是由于抑制了神经根受压后所产生的免疫炎性反应，因而减少了水肿和渗出。两者作为腰突症急性发作期时的常用药，效果非常肯定。

(3) 神经营养药物：如 B 族维生素、辅酶等。神经根在受到突出的椎间盘的压迫后，局部必然产生营养障碍，补充一些必需的神经营养药物，对于延缓神经功能的减退和促进恢复都有较大的好处。

(4) 肌肉松弛剂：如鲁南贝特等，为中枢性肌肉松弛剂。它主要作用于中枢神经系统，在脊髓和大脑下皮层区抑制多突反射弧，从而对痉挛性骨骼肌产生肌肉松弛作用，达到止痛的效果。

▶ 117. 常用药物有什么不良反应吗

（1）消炎镇痛药物：主要有双氯芬酸、洛索洛芬等，此类药物适合大多数患者，但少数患者有胃肠道反应等不良反应，如恶心、呕吐、胃痛、腹泻等，有消化道溃疡的患者慎用或禁用。现在有新型的非甾体类药物面世，如塞来昔布等，可明显减轻胃肠道反应的不良反应，但使用时间也不宜过长。

（2）脱水剂：如甘露醇、激素等。甘露醇对肾功能不全者慎用，激素在停止用药后容易出现症状反跳现象。

（3）神经营养药物：如甲钴胺、腺苷钴胺，为维生素类药，不良反应较少。

（4）肌肉松弛剂：不良反应以恶心等消化道症状为主，其次是头昏，头晕、嗜睡等神经系统反应。一般均轻微，可自行消失或停药后缓解。

▶ 118. 局部封闭疗法是什么

局部封闭疗法是指将一定量的麻醉药物和皮质类固醇药物注射于痛点或神经干周围，以阻滞外来或内在的因素对中枢神经的刺激，抑制炎症和消除其恶性循环。

常用的封闭疗法有硬膜外注射疗法、骶管注射疗法、痛点封闭疗法、关节突关节间注射疗法、椎间孔神经根封闭疗法、椎间盘内注射疗法等，每一种疗法必须有严格的无菌消毒设施及抢救设施，并在专科医师仔细操作下进行。

局部封闭疗法有以下 3 种作用。

（1）保护神经系统：麻醉药物可阻断疼痛刺激的神经传导，阻断了疾病发生发展过程中的恶性循环，使神经系统获得休息、调整和修复的机会。

（2）消炎和镇痛作用：通过对周围神经的麻醉，阻断了局部病变向大脑发出疼痛信号，从而起到镇痛作用，同时皮质类固醇药物能够抑制自身免疫反应，改善局部血液循环，从而消除局部代谢产物和炎症介质，以达到消炎镇痛的效果。

（3）分离神经粘连，起到松解作用：通过注射到椎管内药物液体达到分离粘连的硬膜与神经根的目的。

▶ 119. 哪些腰突症患者不能打封闭

　　腰突症患者可以打封闭，但有严格的适应证和禁忌证。封闭疗法主要适用于初次发作、疼痛剧烈、局部有明显压痛者。而下列患者不能打封闭：① "脱出型"或"游离型"腰突症或合并腰椎管狭窄者；② 复发性腰突症者；③ 合并有糖尿病、活动性结核、全身隐性感染、严重肝肾功能不全、出血性疾病、体质极度虚弱、局部严重的皮肤病和化脓性感染病灶者。

▶ 120. 局部封闭疗法有什么不良反应

　　局部封闭疗法最常见的不良反应是感染，经过局部封闭疗法后要至少 6 小时注射部位不能够接触水等液体物质，防止液体将细菌带入注射伤口。

　　另外，在进行椎管内封闭时有可能会出现头晕、出汗、心慌、口干、注射部位胀痛等表现，经过卧床休息 15～30 分钟后，可以缓解。如果出现血压降低、呼吸困难等症状，则是脊髓麻醉症状，应该及时抢救和治疗。

　　而且，由于局部封闭疗法应用的激素量很少，且不是进入血液循环系统，应用激素会导致骨质疏松和激素"反跳"等现象鲜有发生。

第六讲

手术治疗

非得开刀不要怕

关于手术治疗你需要知道这些

■
■
■
■

▶ **121. 哪些患者适合手术治疗**

80%～90%的腰突症患者经过保守治疗,症状可以得到明显缓解。可是仍有一部分患者,在经过短期的保守治疗后,医师建议他们"开刀"治疗,这是为什么呢?

腰突症患者是否需要进行手术,不是单看影像学检查所显示的突出大小,而主要是看症状的严重程度、对正常生活的影响程度和保守治疗的效果。一般来讲,腰突症患者首先应进行保守治疗,但如果出现以下条件之一者,就应当考虑手术治疗。

(1)疼痛剧烈,严重影响生活质量者:有些疼痛严重的患者在一段时间保守治疗后,也可能痊愈。但让患者忍受长时间的极度痛苦,在一定意义上讲,是对患者不负责任的做法,而且有时患者在心理上也难以接受。保守治疗是否一定有效也很难预测。因此,对于这部分患者,应考虑尽早采用手术的方法进行治疗。

(2)保守治疗无效者:患者如果在医师的指导下进行了 6 个月的正规保守治疗而没有任何效果或效果不大,那么就应当考虑手术治疗了。保守治疗的观察时间因人而异,有些时候,根据病情要求,保守治疗还不到 6 个月的患者进行手术治疗也是合理的。

(3)出现明显的神经症状者:下肢肌肉萎缩、足下垂、大小便功能障碍等现象的出现,意味着患者已经有非常严重的神经功能障碍,应当尽早手术治疗,解除对神经的压迫,否则,神经功能无法有效恢复或者根本不能恢复。

（4）症状反复发作者：有些患者的症状虽然在经过一段时间的保守治疗后能够消失,但不久以后又会出现。出现的诱因往往是受凉、劳累、积累性的劳损等。对于这些患者来讲,症状一次次反复,通过保守治疗显然不能解决问题,应采用手术治疗。虽然手术治疗不能保证一劳永逸,但手术治疗后的复发率比保守治疗后的复发率要低得多。

（5）影像学检查提示有中央型椎间盘突出或椎间盘脱出到椎管里的患者应当及早采取手术治疗。因为这些类型的椎间盘突出比较严重,延迟手术往往会导致严重后果。

▶ 122. 为什么保守治疗无效 6 个月就要手术

腰突症的治疗分为保守治疗和手术治疗。对于初次发作、疼痛较轻、无明显神经功能障碍的腰突症患者,一般首先采取保守治疗,即绝对卧床 3 周,同时配合口服消炎镇痛药、肌松药、神经营养药,局部膏药贴敷,理疗,牵引,针灸等治疗。经保守治疗后,由于神经炎症水肿得到缓解,一般80%～90%的患者的症状都可以得到改善。如果症状有改善,可以延长保守治疗时间最长到 6 个月至症状基本完全缓解。

而对于反复发作、下肢疼痛症状较重、有下肢感觉麻木、肌肉进行性无力的患者,也建议患者首先采取保守治疗,但在保守治疗过程中要经常复诊,让医生密切注意病情的变化。如果保守治疗 3～6 个月症状缓解不明显或症状逐渐加重,则建议患者尽早手术。因为这些症状说明神经正在发生较难逆转的损伤,需要尽快解除突出椎间盘对神经的压迫。如果不尽早解除,一旦神经发生永久性的损害或坏死,即便选择手术,上述症状也是很难缓解的。

▶ 123. 哪些患者不适合手术治疗

以下情况不适合手术治疗。

（1）诊断不明确，腰腿痛可能并非因椎间盘突出引起者。

（2）仅 CT 或 MRI 偶然发现椎间盘膨隆或轻度突出而没有相应症状、体征者。

（3）病变尚属早期，症状、体征轻微，没有经过正规非手术综合治疗者。

（4）全身情况差，合并其他内科疾病，如严重的心脏病或者肺部疾病等，不能耐受麻醉和手术者。

▶ 124. 手术治疗的目的是什么

腰突症的手术治疗目的是摘除突出节段椎间盘内的髓核组织，解除突出的椎间盘和髓核组织对神经根或马尾神经的压迫。对伴有椎管或侧隐窝狭窄的患者，有时也需要去除增生硬化的骨质和增生肥厚的黄韧带，以扩大椎管及侧隐窝，使神经根受压的情况完全解除。

▶ 125. 腰突症的手术方法有哪些

腰突症的手术原则是严格无菌操作，尽量保留不必去除的骨结构和软组织结构，以最小的创伤达到足够的显露，仔细彻底地去除病变组织，达到治疗目的。

传统的椎间盘摘除术有开窗法、半椎板切除术以及全椎板切除术等方法。开窗法软组织分离较少，骨质切除局限，对脊柱稳定性影响较小，大多数椎间盘突出可采用此方法。椎间盘突出合并明显退行性改变，需要比较广泛的探查或减压者，可采用半椎板切除术。中央型突出粘连明显，或中央型腰椎管狭窄需要双侧探查及减压者，可采用全椎板切除术。

除传统的椎间盘摘除术外，先后尝试发展了前路椎间盘摘除术、显微腰椎间盘摘除术、经皮腰椎间盘摘除术。这些非常规手术方法均有其一定的局限性，需要长期的实践检验及不断完善，故应严格掌握其特殊适应证，注意防止并发症，为患者求得最大利益。

▶ 126. 为什么有的腰突症患者手术刀口在前面

大部分腰椎间盘突出可经后路手术切除，但亦存在不少问题，如不能完全切除病变的椎间盘、手术部位容易引起神经根粘连，以及后路骨性结构破坏而使腰椎不稳定，通过后路植入的椎体间融合器相对前路较小，融合率相对低。

对于腰椎前凸弧度丢失伴有腰椎严重退变的腰突症患者，选择前路切除突出的椎间盘，同时行植骨融合内固定术，可有效增大植骨接触面积，提高术后的融合率，恢复椎间高度及腰椎前凸，通过椎间孔扩大使神经根获得间接减压，有效避免硬膜外瘢痕。对于后路腰椎手术融合失败的病例，再次经后路手术风险较高，也可以通过前方入路再次手术。因此，有的腰突症患者手术刀口在前面。

但是前方入路手术也有其缺点，创伤较大，术后恢复时间较长，前路重要脏器较多，有可能损伤腹内和腹膜外结构，伤及腹腔大血管；医师对此手术的经验没有后方入路丰富；突出的椎间盘显示并不如后路清晰。是否采用前方入路手术应当由医师结合患者的实际情况作出决定。

▶ 127. 患者手术前要保持怎样的心理状况

手术对绝大多数的患者都是一次从没有过的身心体验，很多人都对手术有所恐惧，手术不可避免地会给患者带来一些疼痛、一些焦虑。良好的心理准备会帮助患者顺利渡过手术的各个难关，顺利恢复正常的生活状态。

（1）先要保持乐观积极的心态，生病是人一生中总要面对的事情，是人都会生病，回避解决不了任何问题，生病了就该积极面对，不要盲目悲观。

（2）要积极和医师沟通，充分了解自己的病情，了解手术的情况、手术后的恢复情况，听从医师的指导和意见。信任医师，彼此相互尊重。对手术可能发生的不利情况要有心理准备。一旦发生不利情况要心平气和地与医师一起解决。

（3）积极配合护士的指导和帮助，对手术可能带来的短期不便要了解。

▶ 128. 手术前患者要做哪些准备工作

（1）营养的准备：手术前患者要饮食清淡，有规律地进食，蛋白质食物要充分，切勿饮酒。

（2）卫生的准备：手术前一天洗澡，注意个人卫生，吸烟者戒烟 2 周。

（3）体力的准备：手术前夜睡眠充分，如精神紧张不能入睡可在医师指导下服用镇静药物帮助睡眠。

（4）习惯的准备：在床上练习使用便盆，练习床上大小便。

（5）手术常规准备：术前 8 小时禁食，术前半小时内排空小便。

（6）卧位练习：腰突症手术大多都是在俯卧位手术，术前 3 天开始要进行相关练习。取俯卧位，头偏向一侧，胸部和骨盆下垫一枕头，腹部自然悬空，每天 2 次，每次 1～2 小时。

▶ 129. 腰突症手术一般用什么麻醉方法

腰突症手术的麻醉方法可以有很多种，比如气管内插管全身麻醉、持续硬膜外麻醉等。全身麻醉技术成熟，麻醉效果好而且麻醉程度容易控制，风险小，术中患者无意识、无痛苦记忆，是目前最常用的麻醉方法。持续硬膜外麻醉和局部麻醉对患者的全身干扰较小，术后恢复较快；缺点是有时麻醉不够完全，在显露及牵拉神经根时会引起患者明显疼痛，此时需向神经根内注射部分麻药才能完成手术。

▶ 130. 腰突症手术有什么风险

任何手术都有一定的风险，腰突症手术也不例外。手术中有可能出现以下情况。

（1）术中出血：主要是椎管内静脉破裂出血，有时影响手术进行，可以直视下双极电凝止血。

（2）血管损伤：后路椎间盘摘除手术时，如果髓核钳或刮匙进入过深，有可能穿破纤维环前壁损伤位于腹部的大血管。

（3）硬脊膜损伤：术中发现硬脊膜破裂、脑脊液外溢，可以用无损伤缝线缝合硬脊膜，一般不会留下严重后遗症。

（4）马尾神经损伤：较大的中央型腰椎间盘突出，术中需要将马尾向两侧过度牵拉，有时会出现牵拉伤，大多数为可逆性损伤。

（5）神经根损伤：术中反复牵拉弹拨水肿充血的神经根，或梳理分离紧密粘连的神经根时容易发生。内固定器械误入椎管也可能造成神经根损伤。利用 C 臂机透视辅助，术野充分止血，直视下操作，动作轻柔可以预防损伤神经根。

手术后还有可能出现休克、深静脉栓塞、呼吸困难、肺部感染及肺不张、尿路感染、腹胀呕吐等全身并发症。需要密切观察病情，及时发现异常，迅速给予正确处理。

腰突症手术是一种非常成熟的手术，尽管存在以上风险，但只要诊断明确，术前准备充分，术中操作仔细，术后密切观察，严格遵守诊疗常规，对于经验丰富的医师来说，该手术的危险性很小。至于手术导致瘫痪的情况更是极为罕见。手术不失为治疗腰突症的一种安全有效的方法。

▶ 131. 腰突症术后可能有哪些并发症

除了术中可能发生一些并发症以外，手术后短期内局部有可能出现以下并发症。

（1）硬膜外血肿：较大的血肿会造成神经根及马尾受压，应及早手术清除。

（2）下肢疼痛未消失：可能由于髓核摘除不完全，或患者术后活动不当，或神经根管狭窄压迫未解除。若术后疼痛消失，一段时间以后复发，或健侧肢体出现疼痛，最常见的原因是继发退行性改变引起椎管或神经根管狭窄，或其他节段有新的突出。视情形可能需要再次手术。

（3）腰椎间隙感染：如果术后 1 周左右出现剧烈腰痛及腰肌痉挛，伴低热、白细胞升高,应考虑腰椎间隙感染。给予抗生素治疗和卧床制动,必要时行清创手术。

（4）其他：还可能有一些远期并发症如脊柱融合失败、内固定器械松动断裂、脊柱不稳定、脊柱畸形、神经根粘连、椎间盘摘除术后复发等。

新技术助力腰突症治疗

■
■
■
■

▶ 132. 腰突症可以用微创治疗吗

与其他外科一样,微创技术也是脊柱外科的发展方向。采用微小切口或穿刺通道,在 X 线影像设备和内窥镜等可视设备的帮助下完成整个手术过程,以达到比传统或标准的脊柱手术切口小、组织创伤小、出血少、操作精确度高、术后功能恢复快为目的。

间接减压的方法如应用臭氧、胶原酶等进行髓核溶解术,但由于并发症较多,且复发率常较开放手术高,目前已较少单独应用。直接减压的方法包括:显微镜下椎间盘切除术、经皮内窥镜椎间盘切除术、经皮穿刺激光椎间盘减压术等经皮穿刺技术、前路腹腔镜下椎间盘切除减压术、后路显微内窥镜下椎间盘切除减压术等操作系统。后者在现有的微创治疗方法中具有明显的优势,如对组织的损伤小、手术视野内照明效果好、操作简便、对脊柱稳定性结构破坏少、能比较彻底地解决神经根压迫等优点。

有学者将微创椎间盘切除术与标准开放椎间盘切除术进行了比较,在术中出血量、术后腰痛改善方面微创手术优于后者,但手术时间长于后者,总体疗效并无显著差异。但是微创手术也有一定的弊端,如会存在手术视野暴露受限等情况、复发率较高,因此有其特定的指征,并不适合所有腰突症。

脊柱微创手术

陈子贤

复旦大学附属中山医院骨科

扫码观看视频

▶ 133. 椎间孔镜手术是怎么回事

椎间孔镜手术是一项治疗腰突症的超微创技术,仅通过 5 毫米左右的微小孔洞即可摘除突出、脱出或游离于椎管内的髓核,从而达到神经根减压、缓解下肢疼痛的效果。

环锯扩大椎间孔使内镜和工具可以到达椎管前方,避免椎间孔出口神经根的损伤。多通道广角脊柱内镜的发明,使术者仅通过一个孔洞即能获得更大手术视野,绝大部分病例可在直视下进行髓核摘除及神经根减压术,经皮椎间孔镜技术获得质的飞跃和提升。

该技术出血极少,在局部麻醉下即可完成,术中主刀医生能与患者互动,避免伤及神经。侧方入路,避免后路手术对硬膜囊和神经根的骚扰。通过椎间孔途径进入,内窥镜下直视操作,突出的髓核、纤维环、神经根、硬膜囊和增生的骨组织、后纵韧带、黄韧带等解剖结构层次清楚地呈现于屏幕上,安全性更高。此技术不咬除椎板,不破坏椎旁肌肉和韧带,对脊柱稳定性无影响,无需行植骨融合内固定术。椎间孔镜术后 5 小时患者即可下地活动,康复快。被医学界称为"治疗腰突症最微创、最温和的治疗手段"。

▶ 134. 什么是通道下手术

对于伴有骨性中央椎管狭窄或腰椎滑脱等椎间不稳的腰突症患者，椎间孔镜手术不是合适的治疗方法，需行切除椎板的椎管扩大神经减压术，这种方法往往导致腰椎不稳，需同时行植骨融合内固定。椎管减压融合术可在通道辅助下进行，能减少出血、减小创伤、促进患者康复，也是一种治疗腰突症的微创手术。

通道一般于腰背部正中旁开约 2.5 厘米处，经椎旁肌间隙置入，由此显露相应的椎板、椎间小关节；切除椎间小关节后可进入椎间隙，尽量摘除所有髓核、刮除上下终板软骨后植入椎间融合器；还可以经过通道切除同侧、削薄对侧椎板，完成椎管减压；椎弓根钉可在 C 臂机透视引导下植入，也可以经微小切口直视下植入。随着弹性内固定材料的发展，有些病例无需行椎间植骨融合术，可在通道下行椎管减压弹性椎弓根钉内固定术，术后仍能保留椎间活动功能。

通道下手术无需剥离椎旁肌止点，避免肌肉失神经化，可以将拉钩对周围组织的压力降至最低，尽可能地减小手术对椎旁肌的损伤。不少研究表明，与传统的开放式手术相比，其出血量减少、创伤减小、康复更快、住院时间缩短。长期随访结果显示，与开放手术相比，通道下手术的患者在术后腰背痛及生活质量上有更好的临床疗效。

▶ 135. 什么是脊柱融合

两个相邻的腰椎间通过椎间盘、韧带、关节突关节等形成一个微动的解剖单元，而脊柱融合就是将这个微动的单元用人为干预的办法融合成一个节段，去除单元中可以活动的因素，使相邻两个腰椎间形成骨性连接。就像两团橡皮泥捏在一起变成一个大团的橡皮泥一样。这就是脊柱融合，通过这种方法可以依靠坚强的骨组织把两个不稳定的腰椎骨变成一整块骨头，消除了它们之间的异常活动，从而达到治疗目的。

腰突症手术中一般不需要做脊柱融合，只需要摘除病变压迫神经的髓核就可以达到治疗的目的。但是有的患者合并有腰椎不稳定,或者因为手术的需要,损失了一部分如小关节突等的脊柱稳定结构,加重了患者的腰椎不稳定。腰椎不稳定简单来说就是两块腰椎骨间的活动超过的正常的活动范围。腰椎不稳定会带来腰腿部疼痛、无力、刺激骨赘增生的后果,治疗腰椎不稳定的常用手术就是脊柱融合术。

▶ 136. 为什么有时要在患者自己身上"取骨头"

有的患者会被医师告知要在自己身上"取骨头",很想知道为什么。在自己身上"取骨头",这在医学上叫自体骨移植。

脊柱融合需要丰富的骨组织把相邻的两个或者多个不稳定椎骨融合起来,而手术中单靠手术切除的棘突和椎板作为融合的骨材料常常是不够的。没有足够的骨材料,很难达到牢固融合的目的,手术的疗效就会打折扣。要保证脊柱融合的效果,就要采用骨移植。骨移植可以分为自体骨移植、异体骨移植和人工骨移植,其中自体骨移植融合率最高,异体骨移植和人工骨移植都存在融合率较低的问题,因此,临床上最常采用自体骨移植来达到脊柱融合的目的。对于脊柱融合手术而言,最常用的取骨部位就是两侧的髂骨,也就是腰下的那两块宽大的骨头。

自体骨移植也有缺点,首先就是会给患者带来新的创伤,取骨部位要增加一个新的切口,有的患者手术位置低的话,取骨会在腰突症手术的同一个切口里完成。取骨手术可能会带来局部骨缺损、疼痛和皮神经损伤等并发症。

自体骨移植取骨部位产生的缺损有两种情况:一种是在髂骨上开槽,用特制的工具挖出松质骨,这种方法不会造成很明显缺损,但是这种方法能取得的骨有限,临床运用不多;另一种是将骨板和松质骨整体取走,这种方法能够提供比较充足的骨量,因此,临床上最常采用。但是,这样会产生较明显的缺损,这种缺损是不会自然修复的。比较大的骨缺损会给患者带来外观畸形,对穿某些式样裤子会有所影响。国外有的学者设计了专门的假体来弥补这个缺损,在国内还很少采用。也可在取骨部位再回植入人工骨修复缺损。

▶ 137. 可以不取自己的骨头做脊柱融合手术吗

目前,新的脊柱融合手术采用椎间融合器结合在手术减压时咬下的碎骨头,植入患者的椎间隙,可不用再取患者的骨头。现在,使用融合器做脊柱融合手术已经成为主流手术,患者创伤小、手术时间短、术后下床早,大大缩短了患者的康复时间。

▶ 138. 腰椎动态稳定系统是怎么回事

传统的腰椎融合术虽然仍是腰椎退变疾病的标准术式,但它的缺点也较为突出,即手术的腰椎之间融为一体的同时,必然会使腰部的原有活动丧失一部分。这可能会产生腰部不舒服和生活上的不便。在此基础上,脊柱这一"链条"上的其他关节分担的力会变大。随着时间的推移,其他的腰椎关节也容易出现退变方面的问题。比如椎间盘变性、椎间盘突出、椎间隙狭窄、椎体或小关节骨质增生、节段性失稳及滑脱等这些在放射科报告上的术语所描述的那样。甚至会出现腰椎管狭窄,这可是要压迫椎管内的马尾神经的严重情况。

有鉴于此,一些学者开始探索腰椎退变疾病的新治疗方式。于是腰椎动态稳定系统的概念被提出来并且逐渐在国际上得到承认。它的设计理念是为了达到稳定腰椎和保留其运动功能这两方面要求之间的平衡。在这样的状态下,腰椎椎管内的神经才能够安定地进行正常"指挥工作",同时,诸如弯腰捡东西这样的日常生活动作也不会受很大影响。

目前的动态稳定装置大致有 4 类,即棘突间撑开装置、经椎弓根植入的半坚固装置、经椎弓根植入的动态稳定装置和人工椎间盘装置。使用动态稳定系统的手术与传统的融合手术相比,出血量少、手术时间短。但由于临床使用时间还较短,因此最终的有效程度还有待于进一步的研究考证。

▶ 139. 人工椎间盘是什么东西

人工椎间盘是用人工材料制造的模拟椎间盘结构和功能的假体,用来替代因为病变而被切除的椎间盘。人工椎间盘的概念最早在20世纪50年代提出的，20世纪80年代在国外开始得到应用。历经若干代的演变，目前为止临床应用最多的人工椎间盘是由3部分组成的，上下两面是由钴铬钼合金制造的带凹面的终板，通过钉齿固定在上、下椎体上。终板之间为高分子聚乙烯制造的双面凸出的与上、下终板凹面相匹配的弹性结构。该人工椎间盘允许3个方向的旋转活动，但不能模拟人体椎间盘的压缩特性。

由于人体椎间盘组织成分有多重功能，人工椎间盘要完全模拟实现其功能目前还很难。因此，尽管人工椎间盘在临床已经取得了一定的成功，其设计仍在不断改进中。

在手术过程中，医师先进行病变椎间盘的切除，然后经过终板处理、测量等步骤，最终把合适的人工椎间盘放置在病变处。人工椎间盘的目的旨在尽可能保留腰椎的生理活动度，防止因融合术带来的活动度下降以及继发相邻节段退变等问题。它能减轻疼痛、重建或保护周边结构、改善或保留活动范围、有效缩短恢复时间。人工椎间盘的出现可以看作是腰椎疾病治疗领域的一场革命。

▶ 140. 什么是棘突间弹性内固定

棘突间弹性内固定系统是一种在手术时被植入棘突间的动力稳定系统，属于非融合技术。凯斯柯弗莱克斯（Coflex）系统是棘突间弹性内固定装置的一种，材料为钛合金，从侧面观系统呈"U"形，在"U"形主结构上下端有两个"夹状"固定翼结构（一个偏前，一个偏后）可夹紧固定上、下棘突。它可单独使用，手术创伤小，在临床使用中装入该系统平均仅需5分钟。

Coflex系统在临床上可用于退变性椎管狭窄、椎间盘源性下腰痛、关节突综合征、腰突症、腰椎不稳等。位于棘突间的Coflex系统在腰部后伸时表现为动态压缩，限制后伸，同时保持椎间孔高度，达到减少失稳的作用。其能防止植入间隙的椎管和神经根管在腰椎后伸运动过程中发生狭窄，而允许屈曲、轴向旋转和侧向弯曲，从而预防了因姿势变化而引起的病变节段神经结构受到刺激。它分散了脊椎间的压力，使脊椎处于轻度屈曲位，允许患者保留一个相对正常的体位而非过度的屈曲。Coflex 系统还有一个独特的适应证：作为一种填充"过渡地带（从僵硬融合节段向活动非融合节段）"的方法，用于融合的邻近节段棘突间的内固定，从而减慢相邻节段退变。如最终需要行脊柱融合手术，该系统也可方便拆除。

还有一个用得较多的系统是沃利斯（Wallis），机制相似，同时限制屈曲和后伸。

▶ 141. 什么是 Dynesys 动态固定系统

Dynesys 动态固定系统由迪布瓦和他的同事于 1994 年在法国首先应用于临床，其主要组成部件包括：钛合金椎弓根螺钉，PET（聚乙烯-对苯二酸酯）连接器和 PCU（聚碳酸酯-氨甲级酸乙酯）间隔器。该系统可以通过组件 PCU 间隔器和 PET 连接器限制腰部的前屈和后伸，前屈时，连接器起到张力带作用；后伸时，间隔器起到支撑作用，限制后伸。Dynesys 腰椎固定手术在神经减压后因不进行椎间植骨融合，减少了手术步骤，在手术时间及术中出血量方面优于融合手术。

▶ 142. 脊柱融合与非融合手术各有什么特点

脊柱融合消除了不稳定椎骨之间的异常活动，使该节段获得了稳定，能够消除该节段所引起的一系列症状和体征，但同时也使该节段丧失了应有的生理活动度。同时由于脊柱融合后在一定程度上改变了局部的解剖结构，脊柱力学传导的方式有一定的变化。长期会因为融合节段受力转移到了上下相邻的节段，使上下相邻的节段的负荷增加，造成上下相邻的节段退变的加速。

非融合技术一定程度保留了腰椎的正常解剖结构，对邻近节段的椎间盘没有不良影响，有利于促进早期退变椎间盘的修复。但这类技术不能用于所有的腰痛患者。对于那些疼痛起源于椎体后部小关节、肌肉、韧带病变的患者，人工椎间盘置换等非融合技术并不能缓解疼痛。另外，非融合技术也不适合于有明显腰椎不稳的患者。

目前来讲,脊柱融合与非融合技术各有优缺点,所适用的情况也有不同。因此,患者应听取医师的建议,选择适合自己的手术方式,而不应简单认为哪种方式就一定比另一种好。

▶ 143. 什么是脊柱内固定

所谓脊柱内固定,就是采用金属或可降解材料制成的器材,固定在脊柱的适宜位置,起到重建或恢复脊柱稳定性、为植骨融合创造条件等作用。

脊柱内固定的目的有二:一是患者的脊柱本身就存在不稳定或手术过程中需要切除某些结构,不可避免地造成术后脊柱不稳定,这时应用植骨融合加内固定可以重建或恢复其脊柱的稳定性;二是内固定可限制手术节段的局部活动,以利于植骨块迅速可靠地融合,提高融合率,同时还可减少术后疼痛。

待植骨完全融合以后,内固定则失去它存在的意义,但应告诉患者时间长了以后有断钉断棒的可能。发生断钉断棒后,若无明显不适症状,可以不用管,若有症状可以手术取出。

▶ 144. 哪些腰突症手术需要内固定

单纯的腰突症手术通常不需要内固定,需要内固定的情况大致有下列几类。

(1)椎间盘源性腰腿痛:对于此类患者应当采取积极的手术治疗措施,行脊柱融合稳定脊柱。

(2)腰椎间盘突出合并腰椎滑脱:腰椎间盘突出时椎间盘高度降低,纤维环松弛,关节突关节发生移位,使腰椎节段的稳定性降低,表现为上位椎体在下位椎体上面向前滑移。此类患者腰椎间盘退变较为严重,手术时又切除了较多的正常解剖结构,造成新的不稳定,同时在手术复位过程中为维持复位效果应当用内固定器械提供稳定保证。

(3)腰椎间盘突出合并腰椎管狭窄症:手术需要切除退变增生的小关节甚至全椎板才能达到摘除髓核、扩大中央椎管和神经根管、彻底解除神经根受压的情况。但是这些结构也是维持脊柱稳定的重要力量，它们的切除同时也造成了脊柱不稳定，需要用内固定恢复脊柱的稳定性。

（4）腰突症术后复发：由于单纯髓核摘除手术是髓核的部分摘除，在原有椎间隙内仍残余较多的髓核组织。腰突症术后，该节段脊柱稳定性下降，退变加快，加上患者过早活动和重体力劳动等种种原因，残留的髓核组织可再次从原有的破口突出。如第二次手术仍单纯摘除髓核可能造成后纵韧带的缺口更大，导致椎间隙内剩下的髓核组织更易从此缺口突出，因此，这类患者也应行脊柱椎间融合手术以避免再次复发。

（5）关节突关节炎：中老年人腰突症患者多有关节突关节退变增生，严重的关节突关节炎也是引起腰痛的重要原因。以往一些患者单纯治疗腰突症后腰痛仍未得到满意的缓解，与忽视了关节突关节炎有关。因此此类患者也需要用内固定器械进行脊柱融合来避免关节突关节炎的进一步发展和治疗腰痛。否则有可能腰痛长期持续存在并进行性加重。

是否需要内固定，最终还要由医师根据每个患者的具体情况来决定。

▶ 145. 脊柱内固定断钉断棒的发生一定是质量问题吗

脊柱内固定断裂不一定是质量问题。如果植骨融合手术未能成功，植入的骨头未能形成牢固融合，内固定就会发生断裂，而在骨头长起来以后发生断棒等情况，则属正常现象。因为任何材料都有疲劳寿命问题，内固定器械在体内长期受到人体的反复弯腰等应力的刺激，时间一长，自然就会断裂。

有些内固定由于质量问题，是有可能造成断棒断钉的情况，这就另当别论了。一般来说，品牌厂家的产品质量较能得到保证。还有，断棒的原因可能与手术操作有关，由于医师的手术经验不足，而植骨融合手术中各个环节的处理都非常重要。因此，这类手术建议去正规医院找经验丰富的医师做比较好。

▶ 146. 有哪些常用的内植入物器械

20 世纪 60 年代以来，各种脊柱内植入物相继问世，根据手术方法的入路不同分为后路和前路两大类。

近年来,在国内得到广泛应用的新一代脊柱内固定器械,如美国美敦力的 TSRH、CD HORIZON 及最新的 LEGACY 系统,美国强生的 ISOLAR、MOSS SI 及最新的 EXPEDIUM 系统,美国史赛克(STRYKER)的 XIA 系统,法国 LDR 的 EASY SPINE,美国捷迈(原法国雅培)的 JAVA 系统。弹性固定的产品主要有美国捷迈(ZIMMER)的腰椎弹性固定系统 DYNESYS,美国捷迈(原法国雅培)的 WALLIIS(腰椎棘突间撑开装置),美国 Alphatec Spine(原法国 Scient 公司)的 ISOBAR 腰椎微动棒,德国 GENEXAL CARE 医疗技术公司的 COFLEX(腰椎棘突间动态稳定器)等等。

脊柱腰椎前路固定器直接固定于椎体,起源于 20 世纪 60 年代,现在主要有美敦力的 ZPLATE 钢板和 CD HORIZON ANTARES 系统,强生的 PROFILE 系统,德国蛇牌的 MACSTL 系统,史赛克的 CENTRUR 系统等。

这些脊柱内植入物在临床实践中不断改进完善,推动了脊柱外科的迅速发展。各种内固定器械均有其特点和局限性,需要医师根据自己的经验、患者的病情,以及患者的经济承受能力选用适当的器械。一般来说,比较新颖的设计和型号通常只有名牌厂家的进口产品,价格比较贵,但优点也显而易见,其产品的材料优良,加工精密,尤其是配套手术器械齐全,有利于以较小的创伤准确达到预期固定目标,缩短手术时间。国内合资厂家的产品价格相对便宜,如山东威高骨科的 UPASS 系统,三友公司的雅典娜系统,也能达到手术的主要目的。

▶ 147. 带有内固定的患者能做磁共振检查吗

磁共振检查可以较清晰地显示软组织和脊髓神经等结构,是腰突症患者的重要检查项目。许多术后的患者要借助磁共振检查了解术后神经根减压的情况,借以评价手术的效果和预后。目前所用的较新的脊柱内植物多由纯钛或钛合金制成,与磁场没有相互作用,不受磁场的吸引,在磁场中不会移动。因此,使用该种材料内固定的患者术后不影响进行手术区或者身体其他部位的磁共振检查,这对于患有脊柱疾病并且需要接受脊柱内固定手术的患者是非常有价值的。

但使用较老的不锈钢等材料的内固定患者,由于材料在强大磁场中可能发生移动而损伤邻近大血管和重要组织,产生意想不到的严重后果,一般是磁共振检查的相对禁忌证,而且该种内固定对术后复查的局部磁共振成像有严重的影像干扰。患者事先一定要和医师充分沟通后才能确定最合适的检查方法。

▶ 148. 儿童和青少年腰突症手术治疗有什么特点

儿童和青少年也会发生腰突症,他们的发病原因和成人不大一样,多有外伤诱因的存在。对于儿童和青少年的腰突症,因为压迫神经的物质是较为坚硬的纤维环和椎体后缘骨骺,不是松软的髓核,因而很难被脱水吸收,所以临床症状一般都很明显,不应保守治疗观察,诊断明确就应该手术治疗。儿童和青少年的腰突症手术后卧床时间要长,建议为 2~3 个月,让椎体后缘的纤维环破裂处有瘢痕组织修复,加强椎间盘后方的牢固度。

▶ 149. 老年人腰突症手术治疗有什么特点

老年人腰突症也有自己的特点。老年人由于腰椎退变,可出现不同程度的黄韧带增厚,关节突关节骨赘增生肥大,有时还有椎体后缘骨赘,常常伴有退变性椎管狭窄。老年人腰突症诊断明确后也要及早手术,因为老年人常伴有退变性椎管狭窄,神经根所在空间狭小,没有代偿余地,一旦压迫,神经根缺乏血供比较严重,手术时间拖得晚了,容易导致神经功能恢复不全。如果手术治疗,简单椎板开窗,髓核往往摘除不够。

有报道说腰突症再次手术的病例中,2%是因为神经根管没有充分减压,这其中又以老年患者为多。因此对于老年患者的腰突症,要进行充分减压,进行半椎板或全椎板切除。一般来说,因为老年人骨赘增生明显,韧带老化、钙化,稳定度不会有明显影响。如果术前就合并有腰椎不稳定,如腰椎滑脱等,就需要内固定并给予脊柱融合。

▶ 150. 患有骨质疏松的老年腰突症患者能手术吗

骨质疏松在老年人,尤其是老年女性中普遍存在。骨质疏松会给手术带来一系列问题,如手术时易出血,搬动时易骨折,术后易出现植骨不融合、内固定松动等。前两者可通过术者小心仔细的操作避免,但内固定松动的问题影响较大,可能会导致脊柱融合失败,腰背部疼痛等,椎弓根螺钉穿入椎管甚至可以引起严重的神经症状。因此,对骨质疏松的老年患者使用脊柱内固定器械需要加倍小心,术后康复和锻炼的具体时间和计划也必须根据术中情况和患者骨质条件制订。一般尽量使用把持力大,固定坚强的内固定,需要充分的植骨和可靠的固定,甚至加用骨水泥,并且在术后常规抗骨质疏松治疗。随着更为先进的内固定器材的出现,这个问题也将得到解决。因此,患有骨质疏松的老年腰突症患者也是可以进行手术的。

▶ 151. 合并有腰椎滑脱的腰突症患者手术有什么特点

一般来说,有腰椎滑脱表现,就说明患者的腰椎有不稳定的倾向。合并有腰椎滑脱的腰突症患者进行椎间盘手术时,手术会对腰椎的稳定性有进一步的影响。一般来说,有以下几种情况的患者在进行椎间盘手术后,要采用腰椎融合术来维持脊柱的稳定性,保证手术的疗效。

(1)原本就有慢性腰背痛的症状,或者在腰椎屈、伸动力位的 X 线片上显示有不稳定现象的患者。

(2)双侧椎间盘突出或者中央型突出,需要双侧椎板开窗,对脊柱稳定性影响明显的患者。

(3)合并有腰椎滑脱的腰椎间盘突出病变节段的相邻节段椎间盘有明显退变的患者。

(4)滑脱程度明显的患者。

(5)腰椎峡部断裂导致的腰椎滑脱,相邻节段椎间盘没有明显退变的患者。

手术后的护理不可马虎

▪
▪
▪

▶ 152. 为什么手术以后要放引流管

腰突症手术以后一般常规放置引流管 48 小时，主要目的是为了防止积血压迫神经以及血肿机化形成瘢痕组织，造成手术后的椎管狭窄。同时还能降低血肿在局部积聚导致伤口感染的危险，并可减少因为血肿吸收而引起的吸收热。

▶ 153. 腰椎手术后一定要趴着睡吗

虽然手术伤口大多在腰背部，但患者不需要"趴着睡"，不用担心仰卧时会压迫伤口，影响伤口愈合。一般而言，术后最初 24 小时应保持仰卧，腰部可垫小枕，可以压迫刀口减少出血。翻身时应该由别人协助，肩膀和臀部要同时向一侧翻，保证腰部不扭转。如果患者术后出现脑脊液漏，才可能需要趴着睡。

▶ 154. 为什么术后要早期功能锻炼

早期锻炼是指手术以后 2 周以内的功能锻炼。椎间盘摘除术后鼓励患者早期进行功能锻炼，下肢直腿抬高及反复屈伸可以减少神经根粘连，坚持锻炼腰背肌肉可以增强腰部力量,从而加强脊柱稳定性,进一步巩固手术治疗的效果,减少脊柱继发性退行性变的发生。

▶ 155. 术后早期有哪些锻炼方法

　　既然早期功能锻炼有这么重要的作用,那么怎么进行锻炼呢? 常用而且行之有效的方法主要是以下几种。

　　(1) 俯卧抬头:患者取俯卧位,下肢伸直,双手向后放于身体两侧。用力使头部和上身抬起,至极限处停留 4~10 秒。每天早、中、晚锻炼 3 次,每次重复 8~20 次。此动作主要使腰背肌肉得到锻炼。

　　(2) 俯卧抬腿:患者仍取俯卧位,下肢伸直,双手可垫于颌下或向后放于身体两侧。在保持髋、膝关节伸直,用力抬高一侧下肢,至极限处停留 4~10 秒;然后交换另一侧进行锻炼。每天早、中、晚锻炼 3 次,每次重复 8~20 次。此动作主要锻炼腰背肌和臀大肌。

　　(3) 挺腹伸髋:患者取仰卧位,屈曲髋、膝关节,用足掌蹬住床面,然后挺腹伸髋,使腰部离开床面呈桥状,至极限处停留 4~10 秒。亦是每天早、中、晚锻炼 3 次,每次重复 8~20 次。此动作主要锻炼腰背部和下肢肌肉。

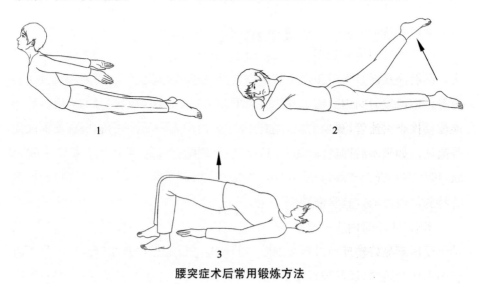

腰突症术后常用锻炼方法

腰椎术后功能锻炼方法

复旦大学附属中山医院骨科
肖 剑

扫码观看视频

一般功能锻炼在术后 2 周即应开始,但每位患者均应根据个人病情和体力,和医师交流,选择合适的锻炼方法和强度,主要原则是要由少量开始,逐渐增加,切不可急于求成。

▶ 156. 术后近期有哪些常见护理问题

术后最初 24 小时应保持平卧位,腰部垫小枕,可以压迫刀口减少出血。注意观察患者的一般情况,如呼吸、血压、心率、脉搏等。

注意保持引流管通畅,不要使引流管受重压或折弯,维持其负压和无菌状态。同时注意观察伤口渗血、渗液情况,观察引流液的颜色、成分和总的引流量等。如果短时间内引流出或伤口渗出较多暗红色血性液体,应通知医师,可能需要检查引流管,更换敷料,同时采取增加补液量,加用止血药,必要时输血等措施。如果术后即刻引流液以清亮透明液体为主,患者出现头痛、恶心等症状,可能存在脑脊液漏,要通知医师及时处理,根据医嘱可能需要采取俯卧位等特殊体位以减少脑脊液渗出。

术后 24 小时内应反复检查患者会阴部及双下肢感觉运动变化情况,如果神经受压不见好转反而进行性加重,同时引流管不够通畅引流量很少,说明椎管内出血量较多,局部形成血肿,导致神经受压。应立即手术探查,避免神经受压过久出现不可逆性瘫痪。

加强生活护理,定时给患者翻身,翻身时注意肩部和臀部同时翻转,保持腰部平直无扭曲。协助患者在床上平躺着解大、小便,可以使用尿壶和一次性尿布等,注意避免污染伤口敷料。术后 48 小时拔除引流管后,即可鼓励患者进行直腿抬高锻炼和腰背肌肉锻炼,争取早日康复。

▶ 157. 手术后患者要不要佩戴腰围

患者手术后可根据情况佩戴腰围,在佩戴的时候要听取医师的意见,在医师的指导下佩戴。一般来说经过术后康复,腰背肌肉情况良好的患者可以不用佩戴腰围下地活动。为了保证安全,可以短期佩戴。

当病情减轻,症状消失后,则不应对腰围产生依赖感,应及时取下腰围,加强自身腰背肌肉锻炼,以自身肌肉力量加强对腰椎的支撑和保护作用。否则,长期无原则佩戴腰围会使腰背肌肉发生废用性萎缩及关节强直,导致腰椎术后因为肌肉萎缩控制力下降,容易受伤;并且手术本身对腰椎的稳定性有所影响,肌肉的萎缩会加重这一倾向。

▶ 158. 为什么手术后建议患者使用弹力袜

腰突症患者术后常由于局部伤口疼痛及下肢疼痛麻木未完全恢复,患肢活动明显减少,从而引起双下肢静脉回流减慢,甚至可能形成下肢深静脉血栓。深静脉血栓形成(DVT)是指血液非正常地在深静脉内凝结,多见于大手术或创伤后、长期卧床、肢体制动晚期肿瘤患者或明显家族史者,致病因素有血流缓慢、静脉壁损伤和高凝状态三大因素。血栓形成后,除少数能自行消融或局限于发生部位外,大部分会扩散至整个肢体的深静脉主干,若不能及时诊断和处理,极可能并发栓子脱落形成肺栓塞而危及生命。

预防深静脉血栓主要包括药物预防和物理预防。药物预防主要是使用低分子肝素皮下注射,但腰突症手术患者如使用抗凝药物,易引起血肿形成压迫神经致手术失败,因此脊柱外科医生不采用药物预防深静脉血栓,而采用弹力袜或间歇充气加压泵等物理方法。因此,医生会建议腰突症患者术后使用弹力袜来减少深静脉血栓的发生,直至患者能正常行走。

▶ 159. 术后有哪些注意事项

腰突症术后的愈合是一个循序渐进的过程,患者不能急于求成,否则会影响手术和愈合效果。主要的注意事项有以下几点。

(1)卧床休息:这是术后治疗的一个重要组成部分。术后一段时间内要卧床休息,常规卧床2～3天。一般是内固定手术后的患者下床早,因为有内固定的保护;单纯髓核摘除术后的患者下床晚,因为纤维环的瘢痕形成需要较长时间。一般根据手术方式、切除的范围、是否植骨、是否内固定等各方面情况,卧床短则三五天,长则几个月。床铺最好是硬板床或特硬席梦思,上面铺厚垫。卧床期间,翻身应该由别人协助,肩膀和臀部要同时翻过去,腰部不能扭转,以免影响腰部肌肉韧带等的愈合。使用尿壶和一次性尿布,在床上解大、小便,尽量不要抬高臀部。卧床休息阶段结束后,可开始逐渐下床在室内活动,但一开始仍需佩戴腰围对腰部进行保护。

(2)锻炼问题:从手术后拔除引流管开始,患者就应该逐步加强腰背肌肉锻炼,恢复日常活动后更应坚持不懈。可以朝天躺着,用双侧足跟和肩背部作为支点,收缩腰背部的肌肉将臀部抬离床面,屏住几秒钟后再缓慢放下,反复练习。也可以趴在床上,利用腹部作为支点,双腿伸直,双手抱在脑后,主动收缩腰骶部肌肉,努力将头部和腿部同时抬离床面,屏住几秒钟再缓慢放下。或者侧卧在床,伸直下肢,用力将其朝上抬高,屏住一会儿后再放下,反复多次,可以加强肌肉力量,有利于早日康复。

(3)日常活动:室内活动没有问题后可以转向室外活动,到小区和附近的街道走走。手术后2～3个月,可以恢复坐办公室等轻体力劳动。术后3～4个月,可以酌情恢复部分体力劳动,但始终要避免弯腰搬运重物,肩挑手提重物等活动。日常生活中要避免弯腰弓背等不良姿势,避免剧烈的体育运动。对于年轻尚未生育的妇女,应在术后完全恢复一段时间(比如术后1年)后再考虑怀孕生育,否则易导致术前症状的复发甚至加重。

▶ 160. 患者术后是否需要随访

腰突症患者手术后需要随访,随访目的是观察与评估手术疗效,随访时间为手术后第 1 年每 3 个月复查 1 次;术后第 2 年每半年复查 1 次;术后第 3 年及以后每年复查 1 次。骨科医生会根据患者的症状和体征来具体评价,并制订后期治疗与康复计划并告知注意事项等。如有任何特殊不适,应及时就诊,与手术医生联系。

▶ 161. 术后伤口会出问题吗

术后伤口出现问题是最为普遍的手术并发症,普遍存在于各科各种手术中。腰突症术后一样有可能出现伤口的问题,包括伤口不愈合、裂开、感染或者脂肪液化坏死等。手术伤口并发症是由多种原因引起的,包括患者术前局部皮肤清洁不够、有皮肤病、营养状况差、皮下脂肪较厚、自身的体质差、患有糖尿病、年龄偏大或合并其他内科疾病等。但是总体来说,伤口出现问题的概率较小。

而一旦伤口出现液化坏死、不愈合等情况,主要的治疗方法是充分引流、增加换药次数,等待伤口自然愈合,如果伤口渗出液长期不减少或者出现感染,可行清创术切除坏死组织,二期缝合伤口。个别情况下如果伤口出现感染还需加用抗生素抗感染治疗。

▶ 162. 手术后症状体征一定都会消失吗

一般来说,绝大多数腰突症患者经过手术治疗以后,效果都比较满意,疼痛立即解除,肌力逐渐恢复。但仍有少数患者会残留部分症状体征。

其中原因一方面,手术过程中对神经根的刺激会引起神经根水肿,使得解除压迫的效果短期内不能体现,因此术后有时还需短期应用激素和脱水剂以减少神经根水肿。另一方面,如果突出的椎间盘及其周围增生的组织没有去除干净,或者合并神经根管狭窄而仅摘除了突出的椎间盘,没有切除增生的上关节突,术后仍有可能还有一定程度的坐骨神经痛。另外;有部分患者同时存在脊柱不稳定因素,如果单纯椎间盘切除而不作植骨融合,术后可能坐骨神经痛消失但腰痛持续存在。

还有部分患者病程较长,神经受压时间很长,或者压迫严重,耽搁了手术时机,神经已发生不可逆变性,这类患者术后容易出现神经功能恢复不全,肌肉力量无法恢复正常,麻木区也可能长期存在,疼痛麻木甚至较术前加重。

一些老年患者腰突症夹杂多种复杂的腰椎病变,单纯摘除髓核并不能完全解决患者所有的症状。术后还要依靠药物和物理疗法来缓解残余症状。

此外,有些患者同时存在软组织劳损引起的症状体征,坐骨神经痛解决以后,患者的注意力转移到劳损引起的疼痛上,可以通过药物和局部封闭治疗软组织疼痛。患者还要注意的是,一些其他的疾患如髋关节疾病的症状很像腰突症,碰巧影像学检查也有椎间盘突出的表现,造成错误的治疗,这种情况很少发生,但是如果腰突症手术后症状不消失,就一定要到医院去看,不能听之任之。

▶ 163. 为什么极少数人术后症状反而会加重

一般来说,90%诊断明确的腰突症患者手术以后都会有好转,术前疼痛等症状消失,但还有 10%的患者可能会表现为症状没有改善,甚至还有极少数患者会出现手术后症状反而加重。

这种现象是由多方面的原因引起的,首先,腰突症所导致的腰痛是多源性的,椎间盘突出引起的压迫只是其中之一,其他还包括局部的神经炎症和髓核破碎释放出化学物质的刺激作用,手术只能去除直接的压迫,并不能保证化学物质的完全清除和神经炎症的完全消退。其次,从发病到最后手术切除突出椎间盘往往有相当长的一段时间,在这段时间里,患者的神经一直受压,损伤逐渐加重,即使手术时完全解除椎间盘对神经的压迫,神经的功能也未必能完全恢复到损伤以前的水平。就比如一根小草被石头压住,一两分钟可能没什么关系,如果小草被石头压了几个月甚至几年,那么即使把石头完全移开,小草也长不起来了。神经也是如此,神经组织本身就比较脆弱,一旦受压产生变形,即使取出压迫的"石头",即便再加用营养神经的药物,神经也很难完全长好,神经功能难以完全恢复。第三,手术毕竟是一种创伤性的治疗手段,在手术局部难以避免会发生术后纤维组织粘连和瘢痕组织形成,这些身体正常的修复反应却会刺激神经,产生术后继续疼痛的症状,这也是少数患者手术后症状不改善甚至可能加重的原因。

▶ 164. 为什么手术以后麻木和疼痛缓解程度及时间不一样

在腰突症患者中,最常见的表现就是腰腿部的麻木和疼痛,这两者都是由于神经受压或受刺激引起的,但是两者又不完全相同。疼痛往往是由于神经在急性期内受到化学或物理的刺激而引起,而麻木则是神经感觉支传导功能丧失,导致感觉减退甚至消失。两者产生的原因不同,所以术后缓解的程度和时间往往也不一样。

对于疼痛来说,术后大多可以立刻缓解,因为刺激神经的因素已经被去除,而且局部炎症消退,没有了压迫和炎症的持续刺激,自然也就没有神经的疼痛症状。临床上常常看到手术前痛得夜里睡不着觉、连躺都躺不下来的患者,在手术以后立刻一点都不痛了。

而对于麻木来说,手术后的恢复是个漫长的过程,而且恢复得也不够彻底,往往终生仍会有少许麻木症状存在。这是因为麻木是神经功能受损的表现,神经一旦受损就很难恢复。麻木的程度越重、时间越长,神经受损越厉害,就越难恢复,麻木也就难以消退。也正是这个原因,手术以后经常要用神经营养药物来帮助患者恢复神经功能,减轻麻木的症状。但即便如此,对于那些病程长、自身恢复能力差的患者,术后麻木的症状依然会有残留。

▶ 165. 为什么有的老年腰突症患者做了手术后还是有腰背痛

在临床上常常看到有的患有骨质疏松的老年腰突症患者,手术以后腿痛、麻木已经缓解了,但还是有腰背痛,躺或坐的时间长了会加重,夜里或者早晨往往比白天更痛,有的患者则会全身都痛。

这种疼痛的症状与腰突症引起的疼痛是不一样的,患者也没有神经功能受损的症状和体征,这往往是由于骨质疏松症引起的,这在老年患者中并不少见。而骨质疏松是一种慢性疾病,手术并不能解决问题,需要患者术后长期的饮食、锻炼和药物治疗。

首先,患者饮食中要增加钙的摄入,并服用维生素 D,这是最基本的饮食疗法;其次,患者要坚持适度锻炼,骨骼也是个"用进废退"的器官,长期卧床、活动减少会加重骨质疏松的产生,而适度的锻炼和应力刺激往往会刺激骨量的增加。除了基本生活方式的改变外,还有一些治疗骨质疏松药物可以应用,包括甲状旁腺素、鲑鱼降钙素、阿尔法骨化醇和双磷酸盐等,其中甲状旁腺素是唯一可以成骨的药物;而唑来膦酸注射液(密固达)1 年仅需注射 1 次就可以达到足够的疗效,是一种对患者非常方便的药物。

▶ 166. 手术以后需要用哪些神经营养药物

腰突症所表现出来的疼痛、麻木都是神经受损的表现,手术解除压迫后,正常情况下神经开始修复过程,同时在术后常规应用神经营养药物,来帮助神经的恢复。神经营养药物包括甲钴胺、腺苷钴胺、神经节苷脂和神经营养因子四大类,其中甲钴胺、腺苷钴胺都是维生素 B12 的同类物,是细胞生长繁殖和维持神经系统髓鞘完整所必需的物质,而神经节苷脂是一类含有唾液酸的糖神经鞘脂,是哺乳类动物(包括人类)细胞膜的组成成分,在神经组织中含量丰富。而神经生长因子是一种蛋白质,对中枢和周围神经元的生长、发育、正常状态的维持、损伤后的保护和轴突的有效再生都有着重要作用。

▶ 167. 什么是腰突症术后复发

椎间盘突出症术后复发是指原手术部位再次突出或手术节段对侧突出。当患者在首次术后数月到数年间又出现与原来相似的症状和体征时,应考虑椎间盘突出复发,及时去医院找专科医师就诊,通过 CT 和 MRI 等检查明确病情。一般复发发生在原手术部位较多,与术后外伤、体力活动等有明显关系,大部分都发生在术后 6～8 个月;原手术节段对侧的发生较少,而且多在手术后数年发生。

复发的主要原因是单纯髓核摘除手术摘除的仅为突出的髓核以及纤维环组织,仍有较多的髓核组织残留于该椎间隙内。该椎间隙经过纤维化成为相对稳定的组织结构需要一定时间,而且最终强度也会低于正常椎间盘。因此如果术后患者不注意限制活动方式和强度,尤其是参加剧烈的体育运动或搬运重物,甚至受到外伤,就有可能导致腰椎间盘在结构薄弱的地方再次突出,或者找到新的薄弱位置而再次突出。

▶ 168. 为什么有的患者要做第二次手术

临床上有部分腰突症患者在首次手术一段时间后需要行第二次手术治疗,其原因较多,如术后血肿形成、螺钉位置欠佳压迫神经、原节段腰突症复发、新节段腰突症发病、腰椎融合失败等。手术治疗腰突症本身也是一种创伤性治疗手段,原发病节段在手术后相对固定、活动度减少,其承担的脊柱活动负荷会转移至其他节段,增加邻近节段的压力,导致邻近节段腰突症的发病。有的患者在术后恢复过程中,术区瘢痕组织形成过多,压迫硬膜囊或者引起神经根管狭窄,从而导致手术效果不佳,术前症状缓解不明显。也有极少数患者初次手术效果就不理想,这可能是清除破碎的髓核等组织不够干净彻底引起。如果患者腰部活动不当,起床活动过早,或残留在深部的髓核有可能在纤维环愈合前被挤压突出,易造成复发。

对于影像学资料显示硬膜外及神经根周围组织明显纤维化的复发患者在选择手术与否时应尤为慎重。再次手术虽然难度比初次手术大,但是只要注意保护神经,精细操作,仔细查找去除病因,大多数仍可获得满意疗效。

第七讲

保 健 康 复
我的腰椎我做主

这些人要当心

▶ **169. 哪些人容易患腰突症**

一般来说，腰突症好发于以下人群。

(1)年龄方面：本病一般多发生在青壮年。据统计，本病在 20～50 岁发生的比例大约占总发病率的 80%，而其中 21～40 岁的发病者更是占到了70%左右。临床上腰突症患者中，又以 35～45 岁者较多。一般这一年龄段的人整体健康水平较高而且体力也最为充沛，因此腰突症已经成为严重影响青壮年健康和劳动能力的重要疾病之一。研究发现，椎间盘的退化，特别是纤维环的退化从青年时期即已经开始。根据国外报道，20 岁左右，椎间盘中已可发现退化改变，30 岁时有的已经有明显的磨损并且出现裂隙，再加上这个年龄段的青壮年运动及劳动强度均较大。因此，无论是急性损伤或慢性的积累劳损，均会加速腰椎间盘的退化过程，增大腰椎间盘突出的概率。

(2)性别方面：腰突症多见于男性，因为男性在社会工作中从事体力劳动的比例明显高于女性，腰椎负荷长期大于女性，腰部活动范围亦较大。因此，腰椎发生退变和受损伤的机会也较多。但女性由于不同的生理期和穿着上的原因，如怀孕、长期穿高跟鞋，从而造成腰椎前凸负荷增大等，其发病率也不低。

(3)体型方面：一般过于肥胖或过于瘦弱的人易导致腰椎间盘突出。腹部过于肥胖的人,除了本身脂肪组织较多、肌肉组织较少之外,腹部重量的增加也可使腰部负荷增大,从而增加了腰突症的发生率。而身体过于瘦弱的人则因为肌肉组织太少,力量薄弱,也是导致腰椎间盘突出发生的因素。

（4）职业方面：本病为常见病、多发病,广泛地存在于各行各业中,但一般以劳动强度较大的产业工人多见。长期处于坐位颠簸状态的工作者,如长途汽车驾驶员,因受到长期颠簸而使腰椎慢性压应力积累,加速了椎间盘的退变和突出;长期伏案工作者,尤其是在长期蹲位、坐位或弯腰状态下从事体力劳动的人;或身体较长时间处于前倾状态下工作的人,如煤矿、搬运、建筑等行业的工人,亦有相当大的比例患病。这是由于体位的关系,椎间盘髓核长期被挤向后方,后方纤维环保持着较大的张力,如果在某种情况下再受到旋转的应力就容易发生椎间盘突出了。护士发生腰突症的概率也很高,有17％的护士主诉慢性下腰背疼痛,8％患有椎间盘突出症,这是由于她们的职业中的一些特殊活动,加速了椎间盘突出的发生,如频繁地徒手搬运器械或物品,或者每天保持固定姿势4小时以上。

（5）环境方面：长期居住或工作于潮湿及寒冷环境中的人,比较容易发生腰突症。如潮湿的矿井,冬天北方室外的严寒工作环境等,都在一定程度上成为诱发腰突症的因素。

（6）其他方面：腰突症是否与遗传因素有关,目前尚没有统一的结论,但可以肯定的是,一些先天性腰椎发育不良或畸形者,如脊椎侧弯、先天性脊椎裂等,同时并发腰突症的机会也较多。精神长期处于紧张状态的人,也较一般人相对易患此病。

▶ 170. 腰突症患者如何调整心态

随着人们自我保健意识和现代医学对腰突症诊断水平的提高,这一疾病越来越被人们了解和熟悉。然而,很多人在突然发现自己患了腰突症后,往往无法调整好自己的心态,正确面对和采取合适的治疗方法。这与大家在这方面存在的不少认识的误区有很大的关系。

（1）认为腰腿痛不算病,放任自流：据统计,有95％以上的人一生中曾经有过腰腿痛的经历。引起腰腿痛的疾病几乎可以涉及全身所有系统。有些腰腿痛的原发疾病治愈后，疼痛也随之消失，也有一些不治自愈。有些患者便因此认为腰腿痛不算病。事实上，腰突症引起的腰腿痛不但算病，而且必须引起高度重视。因为它不仅可以引起腰腿痛，严重的甚至会引起瘫痪和大、小便障碍，严重影响生活质量。

（2）认为腰腿痛治不好，悲观自弃：腰突症的特点是易复发，尤其是发生神经功能障碍者，修复过程较长。因此有的患者，甚至有的非专业医师也认为腰突症是无法治愈的。一些患者情绪消极沮丧，产生沉重的思想包袱。其实，腰突症治疗的总体效果非常好，优良率在95％左右。所谓治不好的原因有二，一是选择方法不当，二是没有坚持治疗。有的患者一听说哪里有新疗法就去哪里治，但在哪里都不能坚持，最终是跑的地方不少，效果却不理想。因此，腰突症患者要树立治疗的信心。

（3）迷信某一方法，走入"死胡同"：腰突症有手术和非手术治疗两类治法，后者又有牵引、按摩、内外用药、经皮切吸、胶原酶溶解等方法。应该说哪一种方法都能治好一部分患者，但哪一种方法都不能包治所有的患者，甚至在某些情况下，某些疗法是禁忌的。因此，正确的态度是根据不同的临床症状、体征、病程，以及影像学检查结果由专业的医务人员选择合适的具体治疗方法，不能片面迷信某一种疗法，也不能从主观上抵制某一种疗法。

（4）轻视疾病，期望速战速决：一般患者喜欢以速战速决的心态处理腰突症，打针、吃药止痛之后便以为一了百了。其实这种处理方法往往只是在逃避面对严重的问题，在药物的作用下，疼痛感消失或减轻，身体会继续以错误的方法活动，经过多次或长期背痛的患者慢慢会发现止痛药已经没有帮助，这时候他们才开始寻求其他的治疗方法。其实，腰椎的损伤是身体机械活动性能操作失调所导致，处理方法还应该从物理和力学的角度出发，而治疗的过程却又是漫长的，往往先要进行非手术治疗，如果没有效果的话，还要进行手术治疗，因此，患者应该做好打持久战的准备。

（5）惧怕手术：在很多人心里，腰是要害，是非常重要的部位，有人认为腰椎做手术可不得了，因此惧怕手术甚至拒绝手术，有时候往往延误了治疗时机。

大多数腰突症患者可以通过非手术疗法缓解或治愈,但仍有一部分患者经保守治疗后主要症状可以缓解,但总要遗留一些症状难以改善,或者有些患者任何保守疗法都不能代替,必须接受手术治疗,而且越早越好,否则,神经功能的丧失可能会成为永久性的。因此,惧怕手术也是需要患者克服的一个重要心理环节,应该消除主观上的思想顾虑,增加战胜疾病的信心,以良好的心态配合手术治疗和护理。腰突症心理方面的自我调节非常重要,应保持良好的心情,配合自我护理,可加快康复,减少复发。

▶ 171. 体重与腰突症复发的关系

一般过于肥胖或过于瘦弱的人易患腰突症。腹部过于肥胖的人,除了本身脂肪组织较多、肌肉组织较少之外,腹部重量的增加也可使腰部负荷增大,从而增加了腰突症的发生率;而身体过于瘦弱的人则因为肌肉组织太少,力量薄弱,也易导致腰突症的发生。

患者在急性症状发作过后,应该重视体重的控制。如果肥胖的患者仍然不控制体重,则复发的可能性很高;瘦弱的患者,应该注意腰背部肌肉及腹肌的锻炼,以维持脊柱的稳定性,防止腰突症复发。

▶ 172. 如何预防腰突症

腰突症是青壮年人的常见病、多发病。近年来,发病率越来越高,给家庭带来了沉重的精神和经济负担,对患者本人也造成极大的痛苦。腰突症不仅发生在重体力劳动者中,还常发生在久坐不活动者、中老年人、孕产妇等人群中。因此,预防此病发生是很重要的,要求我们平时注重腰部锻炼,起居要避风、寒、湿,劳逸结合,饮食结构要合理。

预防工作应从学校、家庭、工作和职业训练前开始,要了解正确的劳动姿势,注意劳动保护,避免加速腰椎间盘退变和在腰椎间盘退变基础上的损伤。预防措施应从以下方面做起。

(1)坚持健康检查:青少年或工作人员应定期进行健康检查,应注意检查有无脊柱先天性或特发性畸形。如有此种情况，以后易发生腰背痛，并诱发椎间盘突出。对于从事剧烈腰部运动工作者，如运动员和杂技演员，应注意检查有没有发生椎弓峡部骨折等，如有这种结构上的缺陷应该加强腰背部保护，防止反复损伤。

（2）纠正不良的劳动姿势。

（3）加强肌肉锻炼：强有力的背部肌肉，可防止腰背部软组织损伤；腹肌和肋间肌锻炼，可增加腹内压和胸内压，此有助于减轻腰椎负荷。可以经常进行游泳等体育锻炼。

（4）保持适当体重，避免体重过重或过轻。

▶ 173. 长时间开车的人可采取什么预防措施

汽车司机的腰突症发病率比较高，尤其是出租车司机或长途汽车司机。主要是由于开车时腰部的姿势不良或保持不良姿势过久，座位与方向盘的高度不协调，以及腰骶部受到长时间的颠震所致。

（1）应把座位适当靠近方向盘，使方向盘在不影响转向的情况下尽量靠近胸前。同时靠背后倾角度最好在 100 度左右，后倾角度不要太大，并且调整座位与方向盘之间的高度。如果座位过低双肩会有上耸的感觉，过高则易使腰椎过伸，从而增加腰部的负荷，诱发腰突症。

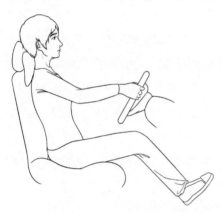

正确驾驶姿势：上身微微后倾，背部、颈部、头部均有效接触座椅及头枕

（2）尽量避免连续开车超过 2 小时。需要长时间开车时，宜中途停车休息 5～10 分钟，走出驾驶室，到外面稍微活动一下，做一些腰部的活动保健体操。

（3）汽车司机，尤其是长途汽车司机，坐的时间较长而活动少，预防腰痛最主要的措施还是加强自身保护，即加强颈腰部肌肉的功能锻炼，每天定期或休息时进行颈腰背部肌肉功能锻炼，多参加诸如游泳等体育运动。

（4）许多汽车中都配有空调，给司机们创造一个凉爽的环境，凉气过重会导致腰背肌肉及椎间盘周围组织的血运障碍，提高了腰痛发生的概率。因此，尽量不要把驾驶室的温度调得太低。

（5）汽车发生故障，有些司机喜欢亲自动手，钻到车底修理，这时如果始终绷着下肢，就会使腰部过度后伸，工作时间一久，易发生腰部肌肉劳损现象。因此，在车底修理时，应把双腿屈曲起来，减轻腰部负担。

▶ 174. 家庭日常生活中怎样预防腰突症

虽然现在许多家庭都有洗衣机、洗碗机、吸尘器等现代化电器，把人们从繁重的家务劳动中解脱出来，但仍需要做拣菜、洗菜、切菜、淘米、洗小件物品等家务活，如不注意姿势，往往会发展为腰椎间盘突出。因此，家庭生活中的预防也非常重要，可采取以下措施来预防。

（1）如果有在家干家务活比上班还累的感觉，是因为集中在某一天突击劳动，这种做法是不可取的，干家务活要劳逸结合。

（2）洗菜、淘米、洗小件物品时，最好不要将盆直接放在地上，或放在太低的位置，而应放在不必过度弯腰的高度，这样可以避免腰部过度弯曲，减少腰部的负担。拣菜时，应将菜放在一个高度合适的台子上或坐在一个高低合适的凳子上，以避免腰部的过度向前弯。

（3）切菜、切肉时，应该放在一个高度适当的台子上，切物品时应保持脊柱正直，不要左右歪斜、东倚西靠，尽可能不弯曲腰部。

（4）扫地、拖地时，应将扫帚或拖把的把加长，以避免过度弯曲腰部，造成腰肌的劳损。如居室面积过大，可分几次打扫，在间隔时间内可适当活动一下腰部，避免腰痛。

（5）晾晒衣服或擦高处玻璃时，应在脚下垫个矮凳，因为晾衣绳较高或擦高处玻璃时，势必要采取垫脚伸腰的姿势，使腰部的后伸加大，易造成腰痛，如站在矮凳上则可避免。

（6）熨衣板的高度要适宜，避免过度弯腰。

（7）取物应避免弯腰或扭腰。例如，需要将婴儿放入婴儿车或床上时，应蹲下后再放,这些都是减少腰部负荷的措施。

(8) 注意正确的洗漱姿势。首先,要在起床后稍稍活动一下腰部,做做后仰、左右旋转等动作,使腰部不至于从相对静止的状态立刻转变到一个增加腰部负荷的动作,然后再进行洗漱。正确的洗漱姿势应是膝部微屈下蹲,再向前弯腰,这样可以在较大程度上减轻腰椎间盘所承受的压力,而且能降低腰椎的负荷。此外,洗脸盆位置也不要放得太低,避免由于腰椎过度向前弯曲而加重腰部的负荷。

(9) 正确的穿鞋方式是把一只脚放在前面的小凳上,或采取蹲姿、坐姿穿鞋,可避免伤及背部肌肉及韧带。

(10) 打喷嚏、咳嗽时,不注意的话会拉伤背肌以及增加腰椎间盘的压力,此时将膝盖、髋关节稍微弯曲,可以避免腰椎受伤。

生活中正确的姿势可以有效预防腰突症

■
■
■
■

▶ **175. 姿势与腰突症有何关系**

　　人完成各种工作需要不断更换各种体位,包括坐、站、卧及难以避免的各种非生理性姿势,这就要求脊椎及椎间盘应能够随时承受各种不同的外来压力,如其超出了椎间盘的承受能力或脊椎一时未能适应外力的传导,则可遭受急性损伤或慢性累积性损伤。

　　有很多不良的姿势会增加腰突症的发生率,例如某些工作需长期弯腰用力,如木工刨木,农民锄地,牙医为患者做口腔科手术等。做这些工作时腰椎间盘承受的压力较一般站立时增大 1 倍以上,如从井中弯腰提水时压力更可增高 5 倍,这些动作姿势会增加腰突症的发生率。

　　洗漱动作是日常生活中经常进行的动作,但人们往往忽视洗漱时的姿势,不良的洗漱姿势也会引发腰突症,因为人体经过一夜睡眠之后,肌肉、韧带等软组织会变得僵硬以致运动不那么灵活,如果马上采取半起半坐那样弯腰翘臀的姿势进行洗脸、刷牙,就会对腰椎间盘产生较大的压力负荷,成为腰突症发作的诱发因素。因此,平时应加以注意,晨起后不要马上洗漱,而应该进行相应的腰背肌、关节的简单活动 1～2 分钟后再进行,尤其是常有腰部不适,或有腰突症病史者。

　　弯腰搬运重物在日常生活和工作中极为常见,如搬运重物、端放在地上的洗衣盆等,如果不注意姿势,就易导致腰椎间盘突出。平日难得有机会进行重

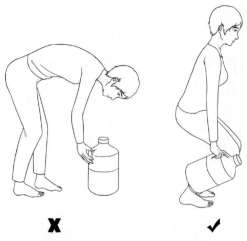

弯腰搬运重物的错误姿势及正确姿势

体力劳动的脑力劳动者或老人做弯腰拾物动作时也会促发腰突症。

有人或许要问,那么弯腰不搬重物,总和腰突症没关系了吧？答案是否定的,弯腰拾落在地上的纸张、硬币或其他小件物品,如果不注意姿势也会突然引起腰痛,也能引起腰椎间盘突出。由于人们并不在意这些小动作,所以也许有些人会认为这是小题大做,但是的确许多有过腰痛病史的患者都会有类似的经历。因此,弯腰拾物也要注意正确姿势。不正确的弯腰拾物姿势是双腿伸直站立,在不屈曲或稍屈曲髋关节、膝关节的情况下弯腰拾东西。这样的姿势容易造成关节囊、肌肉、韧带的劳损,从而增加腰椎间盘的压力,有可能"闪了腰",严重者甚至造成腰椎间盘突出。

▶ 176. 不健康的看电视习惯会诱发腰突症吗

随着电视频道日益增多,电视节目也日益五彩缤纷,加之影碟机、录像机的普及,人们看电视所花费的时间也随之延长。观看电视节目及影碟片调剂生活固然是好事,但长时间看电视势必造成许多不良后果。在观看电视时,有些人喜欢横躺在沙发、倚靠着沙发、半起半靠在床头欣赏节目,这些不良的姿势持续过久,加之被精彩的电视节目所吸引,活动很少,不能及时很好地调整腰部姿势,加重了腰部负担,造成腰痛。如腰椎已有不同程度的退变,加上长时间不良的姿势观看电视,其后果可能会相当严重。因此对于看电视,大家应该注意以下几点。

(1) 电视机放置的高度要适当,电视机的高度应与人体坐位视线相平。过高或过低都会导致人体的脊柱曲度发生改变,从而造成肌肉紧张。

(2) 要选择合适的坐椅,要求坐椅高低适中,并有一定后倾角度的靠背,有扶手更好,并采取一些辅助性的措施,如腰部加靠垫、脚凳垫下肢。

(3) 要注意经常调整身体的姿势,过段时间就站起来活动活动腰部,这样可以避免腰痛。

▶ **177. 错误与正确的坐姿是怎样的**

人的坐姿五花八门,但并不是自己感到舒服的坐姿就一定是好的坐姿。错误的坐姿容易引发腰背痛,或者颈椎病,甚至腰突症,应该予以纠正。错误的坐姿有以下几种。

(1) 长期持续不变的坐位工作,特别是"跷二郎腿"工作,会给颈部、背部造成持续的负荷,使背部肌肉、韧带长时间受到过度牵拉而受损,从而引起原因不明的腰痛。此外,跷着二郎腿久坐,由于双腿互相挤压,还会妨碍腿部血液循环,久而久之会造成腿部血液回流不畅,导致脉管炎等疾病。

(2) 坐在凳子上,脚尖点地,如跳芭蕾,或者两腿长时间蜷曲在办公桌下。这样的坐姿使全身肌肉,包括腰背部肌肉,处在一种紧张的状态,长此以往,容易产生颈腰背部疼痛。

(3) 坐在椅子边缘,头颈前伸,胸部内扣。这样的坐姿也会使腰背部肌肉紧张。

(4) 身体前倾。研究表明,坐着前倾时腰椎所受的负担,较站着前倾时的负担大;而站着前倾的负担又比正确坐姿的负担大;正确坐姿的负担又比正确站姿的负担大;而正确站姿的负担又比平躺时的负担大。总之,以前倾坐位时腰椎的负担为最大。

近年来,电脑的应用越来越多,门诊患者中与之相关的疾病如颈肩痛、腰腿痛等越来越多,因此,正确地电脑前坐姿非常重要,若能长期如此,可以明显

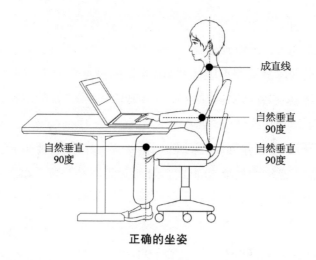

成直线

自然垂直
90度

自然垂直
90度

自然垂直
90度

正确的坐姿

降低上述的相关病症发生率。

平时正确的坐姿亦应该如上图所示，尽量做到：座位高度合适，上身挺直，收腹，下颌微收。两下肢并拢，双脚稳稳地放在地面上，尽量整个脚掌着地，避免过高或过低引起腘绳肌紧张牵拉骨盆，导致下腰部的旋转和紧张。经常伸展腿部并改变腿的姿势。下肢屈髋屈膝应有一定角度，最好在双脚下面垫一个脚凳或踏脚，使膝部轻微高于臀部。腰部应有轻微前凸，在腰后使用腰垫保持腰部的生理性前凸。避免长时间的伏案工作，最好经常站起来离开工位稍微走动走动，使整个人放松一下。坐下或起立时上肢应适当支撑一部分身体重量。

还有一个注意就是不要将箱子或其他物品放置在桌下，这样会限制腿部的活动空间，不利于双腿伸展。另外，腰突症患者不宜坐低于 20 厘米的矮凳，应坐在有靠背的椅子上，因为这样靠背可以承担躯体的部分重量，使腰背部肌肉处于相对松弛状态，减少腰背劳损的机会。

另外，椅背有 110 度倾斜时，腰部的负担较椅背为 90 度时为小。腰椎后有腰后垫的情况下，腰部的负担也减小。故建议大家尽可能使用 110 度倾斜椅背并有腰后垫的椅子，以保护腰部。

▶ 178. 错误与正确的站姿各是怎样的

站立姿势不良，特别是脊柱不正，会造成椎间盘受力不均匀，是造成椎间盘突出的隐伏根源。

错误的站姿为含胸曲颈,耷拉双肩,或弯腰驼背,向前倾斜。时间久了,会引起椎间盘退化,骨质增生,甚至会压迫到神经。

正确的站立姿势应该是两眼平视,下颌稍稍内收,挺胸收腹,双肩撑开并稍向后展,腰部平直,要求腰背部和颈部形成一条自然的曲线,小腿微收,两腿直立,两足距离约与骨盆宽度相同,这样整个骨盆就会向前倾,使全身重力均匀地从脊柱、骨盆传向下肢,再由两下肢传至足,以达到真正的"脚踏实地"。此时人体的重力线正好通过腰椎椎体或椎间盘后部,可有效地防止髓核突出。如需长久站立时,可在地面放一个矮脚凳,双脚轮流置于凳面上,使一侧的髋关节和膝关节屈曲,髂腰肌放松,腰椎前凸变平,这一方法特别适用于牙科医师、家庭主妇、理发师、营业员和其他类似的职业。

▶ 179. 错误与正确的睡姿各是怎样的

人的睡眠姿势大致可分为仰卧、侧卧和俯卧三种方式。

如果睡觉时,颈部和背部不是成一条直线,那么这种姿势肯定是错误的,因为它造成了脊柱的扭曲。俯卧位时胸部受压,腰椎前凸增大,易产生不适感,而且这种睡姿可使背部的肌肉紧张,比较容易引起下背痛。同时,俯卧位存在可能窒息的危险,不建议睡眠时采用该种姿势。

仰卧时,只要卧具合适,四肢保持自然伸展,脊柱曲度变化不大。侧卧一般不必过于讲究左侧还是右侧卧位,因为人在睡眠中为了求得较舒适的体位,总要不断翻身,一夜可达 20～45 次,所以,一般以采取仰卧和侧卧位为宜。有条件的患者,仰卧位时应在双下肢下方垫一个软枕,以便双髋及双膝微屈,全身肌肉放松,椎间盘压力降低,减小椎间盘后突的倾向,同时也降低了髂腰肌及坐骨神经的张力,这样能有效地防止腰突症的复发,是腰突症患者的最佳体位。

▶ 180. 什么样的行走姿势最好

有些人走路时习惯低着脑袋、弯腰弓背,重心后移,两脚尖内旋或外旋,致使腰肌用力失衡,容易形成驼背。严重时会使腹肌松弛,胸廓不能扩展,影响心肺功能,还可影响青春期少女乳房发育。若走路时重心习惯向单侧倾斜,则容易导致脊柱侧弯。

正确的行走姿势除能预防腰突症外,还可体现个性气质、文化修养及美学神韵。女子步态要典雅、轻盈,以利骨盆及子宫韧带的发育和血液循环;男子应步态矫健、稳重、大方,表现出"阳刚"气概。无论男女,均应体态自然,双目平视前方,头微昂,口微闭,颈正直,胸部自然向前上挺,腰部挺直,收小腹,臀部略向后突,双臂自然下垂,双上臂自然摆动,摆幅30度左右,前摆时肘微屈,不要甩前臂,后摆时不要甩手腕;下肢举步要有力,步行后蹬着力点侧重在跖趾关节内侧,利用足弓的杠杆作用推进身体前移,换步时肌肉微放松,膝关节不要过于弯曲,大腿不要抬得过高,步幅依自己腿长及脚长而定,一般为70厘米左右。行走时不要上下颤动和左右摇摆。

▶ 181. 什么是正确的上下楼梯姿势

上、下楼梯时,也应注意姿势,如果姿势不当,会出现"踏空"而扭到腰的情

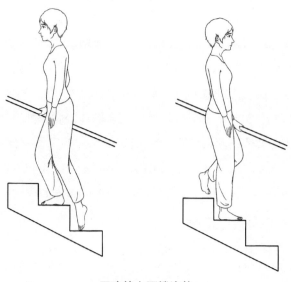

正确的上下楼姿势

况。正确的上下楼梯步态应全足踏实在楼梯上,不要只踏半只脚,膝盖应略弯曲,收小腹,臀部向内收,上身正直,速度适当。

采取正确的上下楼梯姿势,腰椎会保持正常生理曲度,既不歪斜,也不扭曲,腰部也不会增加不必要的负担。

▶ 182. 正确的劳动姿势是怎样的

正确的劳动姿势不但干活省力,而且可以预防腰腿痛,劳动姿势不正确,就容易疲劳,耐受不了强力劳动,而且容易造成腰椎间盘突出。因此,要注意平时劳动的姿势。下面列举一些常见的正确劳动姿势的要点。

(1)背重物时,胸腰稍向前弯,髋膝稍屈,迈步要稳,步子不要太大。

(2)担扛重物时,身体先蹲下,腰要挺,胸要直。起身要靠下肢用力,起身后稳住身子再迈步。

(3)劳动时正确的站姿是膝关节微屈,臀部轻轻收缩,自然收缩腹肌,这样可使骨盆轻微后倾,腰椎轻度变直,减少腰骶角的角度,增加脊柱支撑力,减轻椎间盘的负担。站久了,可以改为"稍息"的姿势,即一侧脚向前跨半步,让体重放在一侧下肢上,而使另一侧下肢稍加休息,两侧交替。

(4)需要在一个固定的姿势下劳动或工作,特别是在弯腰姿势下劳动或工作时,弯腰时间不要过长,也不要过度弯腰。应适当进行原地活动,尤其是腰背部活动,以解除腰背肌肉疲劳。间歇地做些伸腰活动。注意劳动保护,及时纠正不良劳动姿势。

对于腰突症患者来说,良好的劳动姿势可在一定程度上避免髓核再次突出。

▶ 183. 怎样正确搬提重物

在弯腰搬提重物时,正确的姿势是先将身体向重物尽量靠拢,然后屈膝、下蹲,再用双手持物,慢慢站起来,重物即可被搬起。这样主要依靠臀部肌肉及大腿肌肉的收缩力量，避免腰背肌用力，腰部损伤的机会也减少了。

　　另外，在搬移重物时，要注意使双膝处于半屈曲状态，使物体尽量接近身体，也可减少腰背肌的负担，从而减少损伤的概率。

这些自我保健方法请牢记

■
■
■

▶ 184. 什么样的床最理想

对于大多数人来说,一生的近1/3时间都要在床上度过,因此,床的选择很重要。如果床太硬的话,会导致臀部过度受力,腰椎弯曲加深,从而增加腰椎的紧张度。如果床太软,臀部凹陷得太厉害,整个人会有陷进去的感觉,同样会增加腰椎的负荷。因此,理想的床,应该是可以保持腰椎的生理弯曲,拥有适度的柔软性,全身各个部位分散承重,臀部和脊背部分稍微凹陷,使得腰椎能够得到放松。

▶ 185. 患者如何在家里自我治疗

腰突症患者可以在家里进行自我推拿治疗,下面几种手法可供参考。

(1)摩肾俞:两手掌或拳背紧贴在背后脊柱两侧,由两手尽可能摸到的最高位置开始,然后向下摩擦,经肾俞直至尾闾骨,共30次。

(2)拿下肢:用一手或两手捏拿大腿至踝部,往返10次,左右轮换,每天2～3次。有防止肌肉萎缩,减轻疼痛,疏通经络的作用。

(3)通经络:患者在患侧下肢循经按压委中、承山、昆仑、足三里、梁丘、血海等下肢穴位,以疏通经络、减轻疼痛。

(4) 洒腿：直立，提起左腿，向前洒动如踢球状 30 次。左右轮换。可防治髋、膝、踝关节酸痛。

患者行自我推拿时，可不必拘泥时间、次数，动作要轻柔、缓和，幅度不宜过猛。

▶ 186. 患者如何科学地进行体育锻炼

(1) 爬行疗法：运动医学专家指出，四肢爬行的动物比直立行走的动物血液更流畅，而且很少患腰椎疾病。方法为双手、双膝着地，头部自然上抬，腰部自然下垂，爬行长度 20 米左右。

(2) 俯卧撑：此动作不宜过多，不要太累，适可而止。

(3) 抱膝触胸：仰卧位双膝屈曲，手抱膝使其尽量靠近胸部，然后放下，一上一下为一个动作，连续做 20～30 次。

(4) 五点支撑法：仰卧位双膝屈曲，以足跟、双肘、头部为支点，抬起骨盆，尽量将腹部与膝关节抬平，然后缓慢放下，一起一落为一个动作，连续做 20～30 个。

以上动作须连贯进行，每晚睡前 1 次，连续做 3～6 个月。

▶ 187. 为什么体育活动既能预防又可能加重腰突症

许多腰突症患者是在体育运动中发生腰部损伤而引起腰椎间盘突出的。椎间盘具有缓冲暴力，减轻震荡的作用，由于经常受到体重、肌肉和韧带张力的影响和挤压，当人们进行诸如跑、跳或负重等体育运动时，易使纤维环发生退行性改变，引起破裂，使髓核脱出，压迫神经根，产生腰腿痛症状。因此，外伤尤其是积累性损伤，是引起纤维环破裂椎间盘突出的诱因。在体育运动中，发生腰椎间盘突出症的主要原因有以下几种。

(1) 运动前没有充分准备活动或准备活动不够。

(2) 腰部活动不当。

(3) 腰部负荷较大的运动或训练中，缺乏腰部保护措施。

（4）自我保护观念不强。

但是腰突症患者适当地进行一些体育运动可以促进疾病的康复,因为适当的活动不仅可增强腰部血液循环而起到缓解腰椎间盘突出的作用,而且还可以加强腰背肌的力量,使腰椎稳定性增强,起到减少腰突症复发的作用。

▶ 188. 哪些运动比较适宜腰突症患者

在众多的体育运动项目中,游泳运动较为适合腰突症患者。但应注意运用正确的游泳姿势及游泳池水温不宜过低,并在游泳前要进行充分的准备活动。游泳的时间不宜过长,运动中有一定的时间间歇,以避免腰部过度疲劳。

除了游泳,一些有氧训练也是可以提倡的,例如脚踏车训练器、跑步机等运动。只要腰突症的症状加重,就必须休息,待症状好转后方可再进行体育运动,切不可盲目坚持运动。

▶ 189. 腰突症患者锻炼腰背肌有意义吗

腰背肌,尤其是骶棘肌是维持直立姿势、对抗重力的主要肌群,其作用无疑非常重要,下腰痛时此肌群常明显萎缩变弱,更需着重予以训练恢复。

腰背肌功能锻炼的最大特点是患者能自我积极主动地参与治疗过程,有利于调动患者治疗的主观能动性,增强战胜疾病的信心,在腰突症的防治中有着不可忽视的作用。

▶ 190. 腰背肌锻炼在预防和康复中的作用如何

腰背肌功能锻炼的作用主要有以下几点。

（1）在腰突症的急性发作期,功能锻炼主要是采用适应性牵拉运动和放松运动相结合的体育运动来缓解腰部肌肉痉挛,起到推动气血流通,改善血液循环,达到促进炎性渗出吸收、神经根水肿消散、防止神经根粘连的作用。

（2）在腰突症的缓解期,功能锻炼主要是进行加强腰背肌力量和改善腰腿功能的锻炼。如能长期坚持这种锻炼,就能使腰背肌强壮有力,起到代替腰围的作用,并可以纠正腰部不良姿势,增强腰椎的稳定性,预防腰突症的复发。

(3) 腰突症的患者病史较长,多数患者都有不同程度的肌肉萎缩或肌力下降,腰背肌力量减弱或不平衡。局部的锻炼可以通过自主的活动加强肌肉的收缩能力,从而达到治疗和防止肌肉萎缩的作用。

(4) 功能锻炼在配合其他治疗腰突症的方法中起着重要的辅助作用。在手术和手法复位、牵引结束,患者又充分卧床休息后,适当进行功能锻炼,可加强腰背肌和后纵韧带的力量,为进一步治疗腰突症,解除压迫症状,创造了有利的条件。对巩固疗效、降低复发率有着重要的作用。

▶ 191. 腹肌锻炼在腰突症康复中的作用如何

重视腰背肌训练的同时,也不能忽视腹肌的锻炼。腹肌是腰背肌的拮抗肌,只有腹肌与腰背肌群保持适当的平衡才能维持良好的姿势及保持腰椎的稳定。强有力的腹肌能提高腹内压,矫正腰椎的过度前凸及骨盆和骶骨的过度前倾,从而提高下腰椎的稳定性。腰突症患者腰背肌和腹肌都有明显萎缩,必须同时加以训练,使两者都得以恢复,从而消除肌肉抑制,恢复肌肉功能,减少下腰痛症状的复发。

▶ 192. 患者为什么要进行下肢肌肉的康复

下肢肌肉的康复训练对腰突症患者的意义很大,主要是因为以下几点。

(1) 腰突症患者卧床不起,如果不加强下肢肌肉的锻炼,必然造成废用性萎缩,为患者今后的康复带来困难。

(2) 椎间盘突出压迫神经者,还会引起下肢肌肉的失神经性萎缩,更加需要加强锻炼。

(3) 很多腰突症患者的腰背肌力受到影响,许多动作需要靠下肢肌肉的代偿来完成,为了方便患者今后的活动,应该尽早锻炼下肢的肌肉。

下肢肌肉锻炼主要分为股四头肌的锻炼和腘绳肌的锻炼。在卧床期间可以进行蹬腿训练：取仰卧位，尽量屈髋屈膝、足背勾紧。然后足跟用力向前上方踢出。踢出后将大小腿肌肉紧张一下，再放下还原，先做健腿后做患腿，两腿交替各做 20～30 次。起床以后可以参加多种医疗体操的锻炼。

▶ 193. 腰围对腰突症患者有什么作用

许多腰突症患者都曾使用过腰围，他们中有的是在医师指导下佩戴了腰围，有的则是自行购置佩戴，对腰围的作用和佩戴方法并不一定十分了解。其实，腰围是骨科常用支具中的一种，其主要作用是制动与保护。

（1）制动作用：腰围一般用皮革或帆布衬以钢片或竹片制成，佩戴时上方到达下肋弓，下方覆盖髂嵴部，前方束紧。因此，当佩戴上腰围时，对腰椎的活动，尤其是前屈活动会起到限制作用，使腰椎局部组织可以得到相对充分的休息，缓解肌肉痉挛，促进血运的恢复，消散致痛物质，使神经根周围及椎间关节的炎症反应得以减轻或消失。

（2）保护作用：由于腰围能加强腰椎的稳定性，因此，当腰突症患者经卧床或牵引治疗后开始下地活动时，常佩戴腰围以加强保护，使腰椎的活动量和活动范围受到一定限制，以巩固前期治疗效果。

另外，由于目前腰围的种类很多，出现了药物腰围、磁疗腰围等，它们除了制动与保护功能以外，还能辅以中药离子导入、磁疗等作用，患者也可根据病情灵活选用。

▶ 194. 如何正确使用腰围

腰围在治疗腰突症的过程中使用范围较广，但其佩戴和使用并不是随意的，应主要注意以下几个问题。

（1）腰围的佩戴使用应根据病情灵活掌握。患者经大力牵引或长期卧床治疗后，应严格遵照医嘱佩戴腰围下地，以巩固治疗效果；而当病情减轻，症状消失后，则不应对腰围产生依赖，应及时取下腰围，加强自身腰背肌锻炼，以自身肌肉力量加强对腰椎的支撑和保护作用。否则，长期无原则佩戴腰围会使腰背肌肉发生废用性萎缩及关节强直,患者会出现离不开腰围,甚至症状加重的现象,这对于腰突症的治疗有害无益。

(2)选择腰围的规格应与患者体型相适应,一般上至下肋弓,下至髂嵴下,后侧不宜过分前凸,前方也不宜束扎过紧,应保持腰椎良好的生理曲度。如腰围规格不符,不仅患者佩戴后会产生不适,而且不能起到其应有的作用。

总之,患者选择或佩戴腰围,应在医师指导下进行,这样才能合理佩戴,物尽其用。

▶ 195. 腰突症患者饮食要注意哪些

腰突症患者由于减少了一定的活动量,所以饮食的摄入量也应适当减少,特别是在急性期卧床的,除活动减少外,消化功能也明显降低,胃肠蠕动较慢,故应注意合理安排饮食。

多吃蔬菜水果及豆类食品,宜进食富含维生素、钙丰富及易消化的蛋白质食物,如脱脂牛奶、瘦肉、虾皮、鱼、蔬菜、水果等,必要时可服用钙剂或维生素D。肉及脂肪较高的食物尽量少吃,因其易引起大便干燥,排便用力可导致病情加重。应少食多餐,每天可安排4~5餐。如有咳喘病史,就应少吃或不吃辣椒等刺激性食物,以免引起咳喘而使腰腿痛症状加重。另外,腰突症患者如有烟、酒嗜好应及时戒掉,以利早日康复。

▶ 196. 腰突症患者旅行时如何自我保健

腰突症患者因事外出时,应随时观察自己的病情,并加以保护,避免病情的复发或加重,需注意以下几点。

(1)在外出长时间坐车或行走时,最好佩戴腰围,加强腰部的保护,同时起到支撑作用,避免腰部再次出现扭伤。

(2)注意避免长时间固定于某种姿势,以免腰背肌出现疲劳而加重腰腿痛症状。

（3）注意保暖、防寒、防潮。在外出期间尤其是秋冬两季,应随天气的变化增加衣物,尤其注意腰背部及下肢的保暖,在冬季最好睡铺有电热毯或类似保暖用具的床。

（4）在长途旅行中,由于车船的颠簸摇晃以及长时间保持某一种姿势,人们往往感到疲劳和不适,尤其是腰突症患者,常会感到腰腿部不适或腰腿痛症状加重。除注意适当休息外,如能在旅途中利用临时场所做腰部保健操,可消除疲劳和不适,避免腰突症复发或加重,从而愉快地到达目的地。可进行腰背肌的功能锻炼及前屈、后伸、旋转运动,同时双下肢也应进行相应的功能锻炼。

（5）在外出期间如腰部有不适感或不慎再次扭伤腰部时,应及时到当地医院进行诊治。千万不可忽视或强忍痛苦,以至延误病情。

▶ 197. 旅游途中有哪些保健操适合腰突症患者

一些简单易行的保健体操有助于在旅途中缓解腰部劳累,这些体操不仅适用于腰突症患者,对每个人都有一定的好处。

（1）坐姿,仰头同时双臂上举。上举时吸气,下落时呼气,重复 8～12 次;上体正直,两肩后耸,同时挺胸仰头,用力使两侧肩胛骨靠近,重复 8～12 次;双手叉腰,以腰为轴,向左、右转体,左右交替 8～12 次;双手扶膝,先伸直右腿,还原,再伸直左腿,还原。左右交替 8～12 次。

（2）两脚开立,与肩同宽,两臂后伸,双手在体后交叉握住,然后仰头挺胸,同时双手向下压,重复 8～12 次;双手叉腰,然后向左、向右交替转体,重复 8～12 次;直立,双手叉腰,然后左、右腿交替上抬,原地踏步 8～12 次;两脚开立,与肩同宽,扭转上体,带动双臂左右摆动,全身放松。

（3）仰卧,腿伸直,双手自然置于体侧,屈髋屈膝,同时踝关节极度背伸,然后向斜上方进行蹬踏,并使足尽量跖屈,左右交替,重复 8～12 次;双手自然置于体侧,做直腿抬举动作,左右交替,重复 8～12 次;两腿交替向后做过伸动作,重复 8～12 次;然后,两腿同时做过伸动作,重复 8～12 次;两腿不动,上身躯体向后做背伸动作,重复 8～12 次,然后上身躯体与两腿同时做背伸动作,重复 8～12 次。

▶ 198. 老年腰突症患者如何自我保健

由于本症大多由老年性退变和慢性损伤引起，因此，自我保健有下列原则和措施。

（1）平时要注意站、坐、行和劳动姿态。向前弯腰的动作要严加控制，在提起或搬动重物时不可弯腰，而应下蹲，然后起立，保持腰部伸直，并避免参加需要扭腰的劳动。

（2）加强腰腿部肌肉锻炼，经常进行增强背肌力量和做恢复脊柱活动度的轻柔运动。病后或治疗后使用腰围只能起一时作用，重要的是要加强腰肌锻炼，使其有足够肌力维持脊柱稳定，久穿腰围反使腰肌萎缩，不能依靠腰肌达到稳定脊柱的目的。

预防机体和组织的老化是医学上的重大课题，同样也适用于椎间盘退变。平常要多了解椎间盘的保健知识，调节饮食，增强体质和稳定情绪等。

▶ 199. 患了腰突症还能有正常的性生活吗

正常的性生活有利于美好和睦夫妻关系的建立。那么，患了腰突症以后还能过正常的性生活吗？从生理角度上看，性生活需要全身大多数器官的参与，涉及腰部交感神经和副交感神经的兴奋与抑制、血液的聚散及肌肉的收缩等。这些活动对于腰部的影响是很大的，如果频繁进行，可能会造成腰肌缺血，出现腰酸腰痛，进而腰肌劳损加重腰椎间盘突出的症状。有腰痛症状的患者，尤其是那些已经确诊为腰突症的患者，应该根据自己的身体情况，把握好性生活的节奏，调整好性交的姿势和力度，避免腰部的过度劳累。

对于一部分腰椎间盘突出较重，压迫马尾神经，导致性功能障碍，或同时合并大小便功能障碍的患者，应及早采取手术治疗解除压迫，待神经功能恢复后仍可过上正常的性生活。

▶ 200. 患有腰突症的孕妇该如何自我保健

孕期体重突然增长,加之肌肉相对乏力及韧带松弛,亦是诱发腰突症的危险时期。因此,孕妇更要注意自我保健。

（1）平时要注意站、坐、行和劳动姿态。向前弯腰的动作要严加控制,保持腰部伸直,并避免参加需要搬运重物的劳动。

（2）注意避免长时间固定于某种姿势,以免腰背肌出现疲劳而加重腰腿痛症状。

（3）注意保暖、防寒、防潮。在外出期间尤其是秋冬两季,应随天气的变化增加衣物,尤其注意腰背部及下肢的保暖,在冬季最好睡铺有毛毯或类似的保暖床。

（4）如腰部有不适感或不慎再次扭伤腰部时,应及时到当地医院进行诊治。千万不可忽视或强忍痛苦,以免延误病情。患有腰突症的孕妇禁用拔罐治疗。

预防复发小贴士

■
■
■
■

▶ 201. 腰突症为什么容易复发

腰突症经过保守治疗后,受压神经的水肿得到一定程度的消退,炎症反应减轻,因此,疼痛会有所缓解。但由于包裹髓核的纤维环得到的血供少,自身愈合能力差,已突出的髓核不易被重新包裹,在治疗不当或停止保守治疗时反而会继续突出,同时由于突出的髓核很难完全回纳,其化学刺激和自身免疫反应也不容易控制,所以当再次受到外界病因刺激时,椎间盘突出很容易复发。

在腰突症患者行单纯髓核摘除术以后,尽管手术摘除了髓核,但该手术的性质是部分髓核摘除,不可能取出全部髓核组织,仍有部分髓核留在椎间隙,手术后由于患者保养不够等各种原因,腰椎间盘退变加速,剩余的髓核组织仍有可能再次脱出到椎管内,导致腰突症复发。但这种情况的发生率非常低,在8%~12%。

▶ 202. 腰突症复发原因有哪些

腰突症患者经过治疗和休息后,可使病情缓解或痊愈,但该病的复发率相当高,不少患者虽不情愿,但又不得不成为时常"拜访"医师的"回头客"。该病复发率高的原因有如下几点。

（1）腰突症经过治疗后，虽然症状基本消失，但许多患者髓核并未完全还纳，只是对神经根压迫程度有所缓解，或者是和神经根的粘连解除而已。

（2）患者病情虽已稳定或痊愈，但在短时间内，一旦劳累或扭伤腰部可使髓核再次突出，导致本病复发。

（3）在寒冷、潮湿季节未注意保暖，风、寒、湿邪侵袭人体的患病部位，加之劳累容易诱发本病的复发。

（4）术后的患者虽然该节段髓核已摘除，但手术后该节段上、下的脊椎稳定性欠佳，故在手术节段上、下两节段的椎间盘易脱出，而导致腰突症的复发。

▶ 203. 如何防止腰突症复发

如果患者在日常生活中能注意自我保护和恰当锻炼，可以缓解疾病的复发，从而提高生活质量。做到以下几点有助于防止腰突症的复发。

（1）饮食的调理。

（2）注意保持正确的姿势、克服不良的习惯。坐位时，不要跷起"二郎腿"，不要直接弯腰拾起地面上的东西，应保持上身垂直下蹲，更不应弯腰提重物，必要时双脚分开，物体尽量靠近身体。

（3）加强局部肌肉的锻炼和放松。坚持做"飞燕点水"运动：俯卧硬板床上，先是上肢后伸，头尽量后仰，而后下肢并拢后伸，全身翘起，腹部着床，持续15～30秒，每次30分钟，每天2次以上。还可以在床上做"桥式运动"：仰卧，双手平放身体两侧，双膝并拢屈曲，双足撑床，收腹、抬臀，坚持30秒左右再放松。每组30分钟，每天做2次以上。尽量不要选择高尔夫球、网球、棒球、保龄球、羽毛球等使左右肌肉失去平衡的运动，以免引起腰痛，诱发和加重腰突症。

（4）寒冷、潮湿季节时应注意保暖，以免风、寒、湿邪侵袭人体的患病部位，同时，避免劳累诱发本病的复发。

（5）心理方面的自我调节也很重要，应保持良好的心情及配合以上的自我护理，也可减少该病的复发。

▶ 204. 腰突症急性发作时如何应对

在腰突症发生后的最初几天,患者的自觉症状十分严重,此时,如果采用了一些不适当的治疗,如过重的手法治疗等,不仅得不到治疗效果,反而会使症状加重。这时应采取一个既简单,又较为有效的措施来缓解症状,这就是卧床休息。

由于腰突症的发生、发展与负重和体重有一定的关系,即纤维环磨损、破裂之后,负重和体重的压力可使髓核突出,在这种情况下,通过卧床休息,可消除体重对椎间盘造成的压力,并在很大程度上解除肌肉收缩和腰椎周围韧带的张力对椎间盘所造成的挤压,突出的髓核也就可随之脱水、缩小,使损伤的椎间盘尽早纤维化,使神经根的压力得以消除。此外,卧床休息可避免较大的弯腰及负重,从而消除了加重病情的"隐患"。

▶ 205. 急性发作时卧床休息有哪些注意事项

具体的休息方法可根据腰腿痛的轻重、病程的长短而有所不同。一般初次发作、疼痛剧烈者,可用木板床,上铺厚垫,仰卧休息;疼痛较轻、病程较长的患者,可不必整日卧床休息,每天可短时间下床活动 2～3 次,活动时用腰围保护。在卧床休息的同时,可根据病情选择封闭、牵引等其他治疗。腰部疼痛剧烈时,可局部用 0.5%～1% 普鲁卡因 20～40 毫升注射止痛;下肢症状严重者,可施行骨盆牵引等。

卧床休息也不是绝对不动,可在床上适当运动,尤其是进行功能锻炼,可避免肌肉废用性萎缩及防止神经根粘连,对日后下床后的身体康复极有帮助。如果疼痛较剧烈还可以辅助以药物治疗,可以口服消炎镇痛药物,如双氯芬酸钠(扶他林)、萘丁美酮(瑞力芬)、塞来昔布(西乐葆)和依托考昔(安康信)等。

如果卧床休息加上口服药物仍无效,患者可以至医院急诊室,根据具体情况使用甘露醇或激素治疗。

▶ 206. 腰突症发作时或手术后如何下床

　　腰突症患者在卧床休息期间,如果需要下床,怎样做才能避免腰椎过度活动,减少腰部负担呢？患者仰卧位下床时,先将身体小心地向健侧侧卧,即健侧在下,两侧膝关节取半屈曲位,用位于上方的手抵住床板,同时用下方的肘关节将半屈的上身支起,以这两个支点用力,患者会较容易坐起,然后再用手撑于床板,用臂力使身体离床,同时使半屈的髋、膝关节移至床边,然后再用拐杖等支撑物支持站立。按上述方法起床可使躯干整体移动,从而减少了腰部屈曲、侧屈、侧转等动作,不致引起腰部疼痛或不适。如患者难以单独下床,可在家属帮助下以同样方式下床。

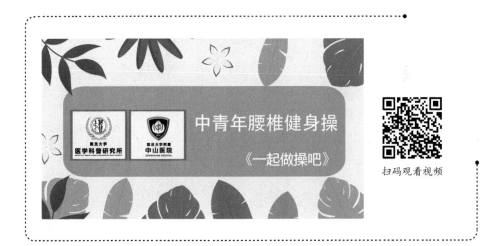

扫码观看视频

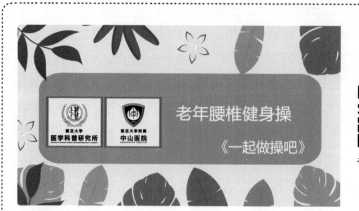

老年腰椎健身操

《一起做操吧》

扫码观看视频

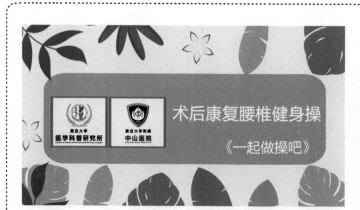

术后康复腰椎健身操

《一起做操吧》

扫码观看视频